병원체 생물안전정보집

[제 3, 4 위험군]

질병관리본부

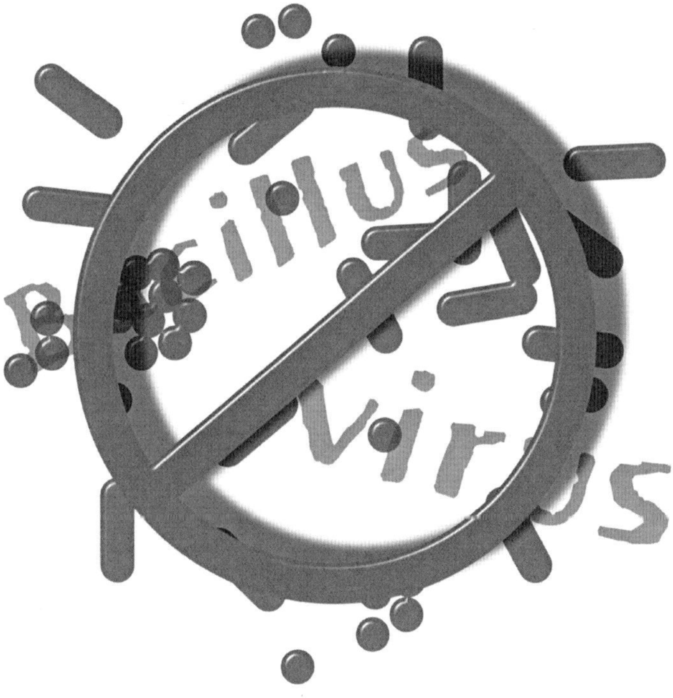

감수인
김용백(서울대학교), 김정목(한양대학교), 송기준(고려대학교),
송진원(고려대학교), 장원종(건국대학교)

2015년 4월 30일 1판 1쇄 인쇄
2015년 4월 30일 1판 1쇄 발행

지 은 이 질병관리본부 국립보건연구원 생물안전평가과
발 행 인 이헌숙
표 지 김학용
발 행 처 생각쉼표 & 주)휴먼컬처아리랑
서울특별시 영등포구 여의도동 45-13 코오롱포레스텔 309
전 화 070) 8866 - 2220 FAX • 02) 784-4111
등록번호 제 2009 - 000008호
등록일자 2009년 12월 29일

www.휴먼컬처아리랑.kr
ISBN 979-11-5565-431-6

병원체 생물안전정보집

[제 3, 4 위험군]

질병관리본부

들어가는 말

현대 생명공학기술의 발달에 따라 국민의 건강 증진 등의 목적으로 예방용 백신 및 치료제 개발, 병인성 기작 연구와 진단법 개발 등 의생명과학 분야에서 병원체를 이용한 연구가 증가하고 있다. 특히, 병원성 미생물을 취급하는 실험 과정에서 감염 사고가 발생할 가능성이 높으며, 임상미생물 또는 의생명과학연구 실험실에 근무하는 병원체 취급자들이 일반인에 비하여 감염 위해가 높은 것으로 보고되고 있다.

국내 · 외에서 실험실 획득감염 사례가 지속적으로 보고되고 있으며, 실험실 획득 감염 사고 원인이 밝혀지지 않은 경우도 있으나 대다수의 실험실 획득 감염 사고 원인은 개인보호 미착용, 부적절한 실험절차, 안전수칙 미준수, 생물안전장비 미사용 및 정기적 점검 불이행 등에 의한 것이다. 또한 실험실 획득 감염은 연구자 본인 뿐 아니라 2, 3차 감염을 통하여 지역사회로 확산 될 가능성도 있으므로 사전에 예방하는 것이 중요하다. 그러므로 병원체를 취급하는 연구자는 사전에 충분한 생물안전정보를 습득하고 위해성평가를 하여야 한다.

이에 본 '병원체 생물안전정보집(제 3, 4위험군)'에서는 유전자재조합실험지침(보건복지부 고시 제2012-103호)의 생물체 중 제 3, 4위험군에 해당하는 병원체에 대하여 실험실 획득감염 발생 요소인 감염경로, 감염량 등의 병원체 정보와 적절한 밀폐시설, 개인보호장비, 소독제 정보 등을 제공하여 병원체를 취급하는 연구자 또는 관련 연구기관 등에서 위해성 평가 및 생물안전관리를 위한 기본적인 정보로 활용할 수 있도록 하였다.

생물체 위험군 분류 기준 및 국가 관리 범주

▶ 생물체 위험군 분류 기준

구 분	생물체 위험군 (Risk group) 분류 기준
제 1위험군	건강한 성인에게 질병을 일으키지 않는 생물체
제 2위험군	사람에게 발병한 경우, 증세가 경미하고 예방 및 치료가 용이한 질병을 일으키는 생물체
제 3위험군	증세가 심각하거나 치명적일 수 있으나 예방 및 치료가 가능한 질병을 일으키는 생물체
제 4위험군	증세가 매우 심각하거나 치명적일 수 있고 예방 및 치료가 어려운 질병을 일으키는 생물체

▶ 병원체 국가 관리 범주

1. 고위험병원체 : 생물테러의 목적으로 이용되거나 사고 등에 의하여 외부에 유출될 경우 국민건강에 심각한 위험을 초래할 수 있는 감염병병원체

   ※ 관련 법 : 「감염병의 예방 및 관리에 관한 법률」 제5장

2. 생물작용제 : 자연적으로 존재하거나 유전자를 변형하여 만들어져 인간이나 동식물에 사망, 고사(枯死), 질병, 일시적 무능화나 영구적 상해를 일으키는 미생물 또는 바이러스로서 대통령령으로 정하는 물질

   ※ 관련 법 : 「화학무기·생물무기의 금지와 특정화학물질 · 생물작용제 등의 제조 · 수출입 규제 등에 관한 법률」 제2조제8항

3. 전략물자통제병원체 : 다자간 국제수출통제체제의 원칙에 따라 국제평화 및 안전유지와 국가안보를 위하여 수출허가 등 제한이 필요한 물품

   ※ 관련 법 : 「대외무역법」 제3절

Contents

세균, 제3위험군

바이러스, 제4위험군

바이러스, 제3위험군

Contents

www.biosafety.cdc.go.kr

제3위험군

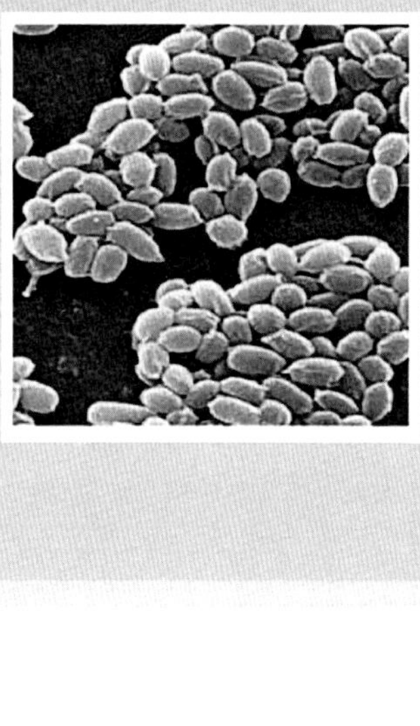

[세 균]

질병관리본부
KOREA CENTERS FOR DISEASE CONTROL & PREVENTION

1 *Bacillus anthracis*

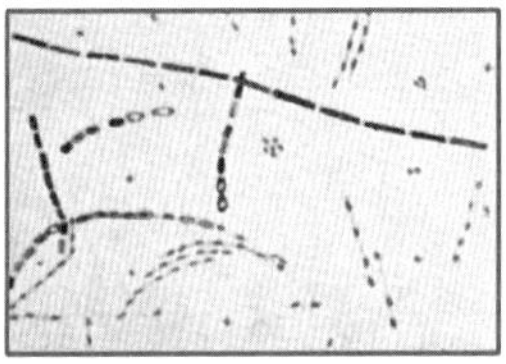

- 위 험 군 : 제 3위험군
- 국내범주 : 고위험병원체, 생물작용제, 전략물자통제병원체
- 특 성 : *Bacillaceae*과, 그람양성, 막대균, 운동성 없음, 협막을 가짐, 불리한 환경조건에서 포자 형성

병원성 및 감염증상

- 잠복기 : 2~5일
- 탄저를 유발하며, 감염경로에 따라 임상증상이 나타남
  - 피부탄저 : 피부 발진 및 수포가 형성된 후 병변이 전신으로 퍼짐
  - 호흡기탄저 : 감기와 유사한 증상을 보이다가 심한 호흡곤란, 청색증과 객혈, 쇼크, 뇌염 등을 보임
  - 위장관탄저 : 심한 복통이나 토혈 등을 일으키다가 병이 악화되어 뇌염, 독혈증, 쇼크증상이 나타나 사망할 수 있음

치료 및 백신

- 치료 : penicillin G, streptomycin, gentamycin, ciproloxacin, doxycycline
- 백신 : 현재 미국에서 개발된 AVA(Anthrax Vaccine Absorbed), 영국에서 개발된 AVP (Anthrax vaccine Precipitated), 러시아에서 개발된 LAAV(Live Anthrax Attenuated Vaccine)이 사용되고 있으며, 국내에서 개발 중임

실험실 생물안전정보

- 감염위해요소

• 감염경로

– 일반 감염경로 : 감염된 동물과 직접접촉, 오염된 양모, 털, 뼈 등과 접촉, 오염된 육류 섭취, 오염된 토양 및 동물을 통한 포자 흡입

– 실험자 감염경로 : 오염된 실험실 및 배양액 등 감염성 물질에 직접적 또는 간접적으로 피부에 접촉, 배양 등 감염성 물질 조작과정 중 발생한 에어로졸 흡입, 실험동물 취급 시 우려됨

• **감염량** : 섭취 시 100~500개 정도로 추정, 포자 흡입 시 10,000~20,000개가 치사량으로 알려짐. 원숭이 포자 흡입 실험 결과 약 4,000~8,000개의 포자를 흡입 시 병증을 보임

• **숙주** : 사람, 소, 양, 염소, 말, 돼지 등

• **실험실 획득감염**

– 2002년 미국 텍사스에서 탄저균을 취급하지 않는 연구원이 맨손으로 보존용기를 만진 후 피부탄저에 감염됨(Suspected Cutaneous Anthrax in a Laboratory Worker–Texas, 2002, MMWR ; 51 : 279–281)

– 2004년 미국 캘리포니아에서 탄저균을 이용한 동물실험 중 에어로졸로 인하여 실험실 환경이 오염되었고 이로 인해 직접 동물실험한 3명의 연구자를 포함한 12명이 감염된 사례가 있음(Inadvertent Laboratory Exposure to *Bacillus anthracis*–California, 2004, MMWR 2005, 54(12) ; 301–304)

- 생물안전밀폐등급

• **BL2 권장** : 임상검체 취급, 진단 실험, 분자생물학적, 혈청학적 검사

• **BL3 권장** : 균배양 등 병원체를 직접 취급하는 실험

• **ABL3 권장** : 동물 감염실험 및 감염동물 해부 등

- 개인보호장비 : 반드시 앞트임이 없는 실험복과 장갑, 호흡보호장비 착용(BL3 취급 경우 N95 이상 호흡보호장비 착용), 배양액 및 감염성 물질이 튈 우려가 있을 경우 호흡장비가 장착된 안면보호장비 착용, 배양액 취급 및 에어로졸 발생 가능한 조작은 생물안전작업대 내에서 수행. 주사바늘 및 뾰족한 실험도구 사용 자제

- 소독 및 불활성화 : 2% glutaraldehyde, 5% formalin(16시간 이상 노출), 유효염소농도가 5,000ppm인 염소용액, 건조, 가열, 햇빛에 저항성이 강하므로 121℃에서 30분 이상 고압 증기멸균

• **숙주 외 환경저항성** : 포자는 토양 및 피부에서 생존가능하며, 감염된 동물, 오염된 공기 및 양털에서 수십년, 우유에서 10년, 건조한 filter paper에서 41년, 명주실에서 71년, 연못물에서 2년간 생존 가능

• **폐기물 처리** : 감염성 물질을 취급한 모든 폐기물은 고압증기멸균 등의 처리 후 의료폐기물로 처리

2 *Bartonella bacilliformis*

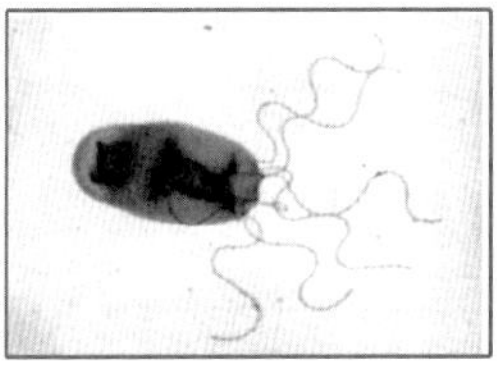

- 위 험 군 : 제 3위험군
- 국내범주 : –
- 특 성 : *Bartorellaceae*과, 그람음성, 짧은 막대균, 극편모, 운동성 있음, 호기성

병원성 및 감염증상

- 잠복기 : 2~5일
- 바르토넬라증을 유발하며, 두 가지 증상이 나타남
  - 오로야열(oroya fever) : 급성감염으로 발열, 두통, 근육통 등의 증상이 나타나며, 감염 후 혈액에 증식하여 적혈구를 파괴하여 빈혈을 유발함. 치사율은 40~85%임
  - 페루사마귀(verruga peruana) : 만성감염으로 무증상을 지속하다가 1~2㎝정도의 피부결절이 나타나며 1~2개월 또는 수년간 지속될 수 있음

치료 및 백신

- 치 료 : rifampin, azithromycin, ciproloxacin, erythromycin
- 백 신 : –

실험실 생물안전정보

- 감염위해요소
  - **감염경로**
    - 일반 감염경로 : Sand fly(*Lutzomyia verrucarum*)에 물림
    - 실험자 감염경로 : 주사바늘 찔림 등 날카로운 도구로 인한 찔림 사고에 의한 자상, 감염된 Sand fly취급 시 감염이 우려됨
  - **감염량** : -
  - **숙주** : 사람, 원숭이 등
  - **실험실 획득감염** :
    - 1885년 페루 의대생이 사마귀의 특성과 잠복기 연구 중 동기에게 본인 동의하에 사마귀 환자의 혈액을 접종하였고, 감염된 학생은 오로야열의 증상이 나타나며 사망함(Laboratory-associated infections : incidence, fatalities, causes, and prevention, Ann. Rev. Microbiol. 1979. 33 : 41~66)
- 생물안전밀폐등급
  - **BL2 권장** : 임상검체 취급, 분자생물학적, 혈청학적 검사
  - **BL3 권장** : 균배양 등 병원체를 직접 취급하는 실험
  - **ABL3 권장** : 동물 감염실험 및 감염 모기 취급 시

  (※ 감염 모기 취급 시 ACL3(arthropod containment level 3) 권장, BMBL 참조)
- 개인보호장비 : 반드시 실험복과 장갑 착용, 배양액 및 감염성 물질이 튈 우려가 있을 경우 안면보호장비 착용, 배양액 취급 및 에어로졸 발생 가능한 조작은 생물안전작업대 내에서 수행. 주사바늘 및 뾰족한 실험도구 사용 자제
- 소독 및 불활성화 : 1% sodium hypochlorite, 2% formaldehyde, 70% ethanol, 2% aqueous glutaraldehyde, 121℃에서 15~30분 고압증기멸균, 160~170℃에서 1~2시간 건열멸균
  - **숙주 외 환경저항성** : 반고체 배지에서 -70℃에 보관할 경우 수 년간, 25~28℃에서 수 주간 생존 가능
  - **폐기물 처리** : 감염성 물질을 취급한 모든 폐기물은 고압증기멸균 등의 처리 후 의료폐기물로 처리

3 *Brucella* spp.
(*B. abortus, B. canis, B. melitensis, B. ovis, B. suis*)

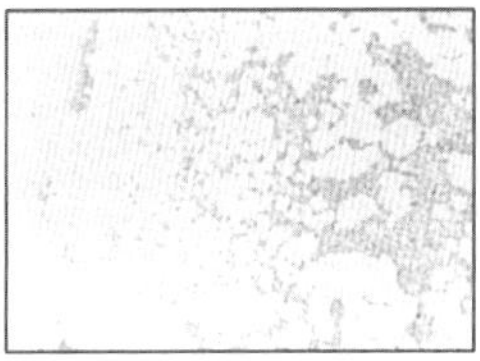

- 위 험 군 : 제 3위험군
- 국내범주 : 고위험병원체(*B. melitensis, B. suis*만 해당),
  생물작용제(*B. melitensis*만 해당),
  전략물자통제병원체(*B. abortus, B. melitensis, B. suis*만 해당)
- 특　　성 : *Brucellaceae*과, 그람음성, 알균 또는 짧은 막대균,
  운동성 없음, 호기성

병원성 및 감염증상

- 잠복기 : 통상 2~6주이나 경우에 따라 수개월
- *B. abortus, B. canis, B. melitensis, B. suis*는 사람에서 브루셀라증(brucellosis)을 유발함. 주로 *B. abortus, B. melitensis, B. suis*에 의하여 발생하고, *B. canis*로 인한 감염은 적은 편임. *B. melitensis*가 사람에게 가장 병원성이 높은 종(species)임. *B. ovis*는 사람에게 질병 유발을 하지 않는 것으로 알려짐
- 감염 시 식욕감퇴, 오한, 발한, 피곤, 쇠약, 두통, 발열 등 비 특이적 증상이 나타남
- 위장관, 간 · 담도계, 골격계, 신경계, 순환기, 호흡기, 요로계, 피부 등 모든 장기에서 병변 유발이 가능하며 침범된 장기에 따른 증상이 나타남

치료 및 백신

- 치 료 : doxycycline, streptomycin, rifampicin, tetracycline
- 백 신 : 동물용 백신은 있으나 사람용 백신은 없음

실험실 생물안전정보

- 감염위해요소
  - 감염경로
    - 일반 감염경로 : 대부분 오염된 우유와 유제품 섭취
    - 실험자 감염경로 : 점막 또는 피부 상처를 통한 감염, 오염된 먼지 및 에어로졸 흡입 감염도 가능
  - 감염량 : 10~100개의 소량으로도 감염 가능
  - 숙주 : 사람(*B. ovis*제외), 소(*B. abortus*), 염소와 양(*B. melitensis*), 돼지(*B. suis*), 개와 여우, 코요테(*B. canis*), 들쥐와 면양(*B. ovis*)
  - 실험실 획득감염 :
    - *Brucella* spp.에 의한 실험실획득감염은 가장 흔하게 보고됨. 1979~1999년 사이 미국에서 세균으로 인한 실험실 획득감염 보고 사례 중 16%를 차지함. 주로 평판배양 시 냄새를 맡거나, 혈액배양 엎지름, 점막에 감염성 물질 노출, 파열된 원심분리기 용기 사용 중 발생하는 에어로졸에 노출, 생물안전작업대 밖에서 배양액 취급으로 인하여 실험실 획득 감염됨
    - 2006년 실험실에서 생물안전작업대 밖에서 검체를 취급하여 미국의 2개 실험실에서 164명의 실험실 종사자가 감염됨(Laboratory-Acquired Brucellosis-Indiana and Minnesota, 2006, MMWR 57(02) ; 39-42, January 18, 2008)
    - 2010년 중국 동북농업대학교에서 염소해부실험에 참여한 교수 및 학생 28명이 *B. melitensis*에 감염됨(Global Times, 2011-9-9)
- 생물안전밀폐등급
  - BL2 권장 : 임상검체 취급, 분자생물학적, 혈청학적 검사,
  - BL3 권장 : 균이 고농도로 함유되어 있는 제품 이용 실험, 균배양 등 병원체를 직접 취급하는 실험
  - ABL3 권장 : 동물 감염실험 및 감염동물 해부 등
- 개인보호장비 : 반드시 앞트임이 없는 실험복과 장갑, 호흡보호장비 착용(BL3 취급 경우 N95 이상 호흡보호장비 착용), 배양액 및 감염성 물질이 튈 우려가 있을 경우 호흡장비가 장착된 안면보호장비 착용, 배양액 취급 및 에어로졸 발생 가능한 조작은 생물안전작업대 내에서 수행, 주사바늘 및 뾰족한 실험도구 사용 자제

- **소독 및 불활성화** : 1% sodium hypochlorite, 70% ethanol, iodine/alcohol solutions, glutaraldehyde, formaldehyde, 121℃에서 15분 이상 고압증기멸균, 160~170℃에서 1시간 이상 건열 멸균
- **숙주 외 환경저항성** : 사체와 장기에서 135일, 종이에서 32일, 토양에서 125일, 4℃ 혈액에서 180일까지 생존 가능
- **폐기물 처리** : 감염성 물질을 취급한 모든 폐기물은 고압증기멸균 등의 처리 후 의료폐기물로 처리

4 *Burkholderia mallei*

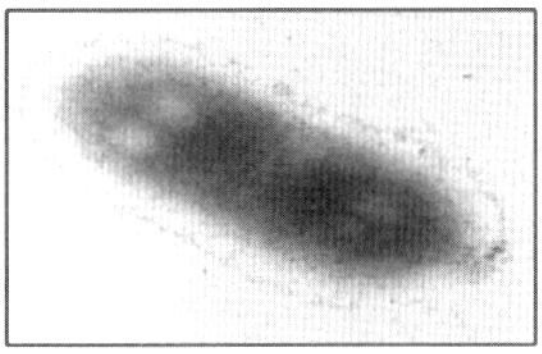

- 위 험 군 : 제 3위험군
- 국내범주 : 고위험병원체, 생물작용제, 전략물자통제병원체
- 특　　성 : *Burkholderiaceae*과, 그람음성, 막대균, 운동성 없음, 포자 형성 안함

병원성 및 감염증상

- 잠복기 : 보통 1~14일
- 마비저(Glanders)를 유발하며, 감염 시 항생제 치료를 하지 않으면 치명적이고 3가지 형태로 증상이 나타남
  - **마비저** : 손, 발 등 몸의 피부에서 피부질환형태로 피하조직과 림프절에 다양한 종기가 생기는 전신성 림프절병증(generalized lymphadenopathy)과 다발성 피부결절을 보임
  - **만성적 폐질환** : 주로 감기증상과 함께 점막고름이 분비됨
  - **급성 패혈증** : 주로 노새와 당나귀에서 흔하게 발생하고 고열, 간헐적인 발열, 탈진, 발한 증상이 나타나며, 7~10일 후 사망함

치료 및 백신

- 치 료 : TMP-SMX(Trimethoprim-sulfamethoxazole)가 사람과 동물에게 모두 효과적임
- 백 신 : –

실험실 생물안전정보

- 감염위해요소
  - **감염경로**
    - 일반 감염경로 : 말의 비강, 구강 분비물에 직접적인 접촉
    - 실험자 감염경로 : 손상된 피부나 점막이 감염성 물질에 노출 또는 오염된 에어로졸 흡입
  - **감염량** : –
  - **숙주** : 말, 노새가 대표적이며, 사람이 숙주가 되기도 함
  - **실험실 획득감염** :
    - 2000년 U.S. Army Medical Research Institute for Infectious Diseases의 미생물학자가 생균 취급 시 장갑을 착용하지 않고 실험 중 감염됨(Laboratory–Acquired Human Glanders–Maryland, May200, MMWR 19(24) ; 532–5, June 23, 2000)
    - 그 외에도 원심분리기 사고 및 입을 이용한 피펫팅으로 인한 감염사고가 보고된 바 있음(Material Safety Data Sheets, CANADA, 2011–2–18)
- 생물안전밀폐등급
  - **BL2 권장** : 임상검체 취급, 분자생물학적, 혈청학적 검사
  - **BL3 권장** : 에어로졸 발생 가능 조작, 감염성 체액 및 조직 취급, 균배양 등 병원체를 직접 취급하는 실험
  - **ABL3 권장** : 동물 감염실험 및 감염동물 해부 등
- 개인보호장비 : 반드시 앞트임이 없는 실험복과 장갑, 호흡보호장비 착용(BL3에서 취급할 경우 N95 이상 호흡보호장비 착용), 배양액 및 감염성 물질이 튈 우려가 있을 경우 호흡장비가 장착된 안면보호장비 착용, 배양액 취급 및 에어로졸 발생 가능한 조작은 생물안전작업대 내에서 수행, 주사바늘 및 뾰족한 실험도구 사용 자제
- 소독 및 불활성화 : 1% sodium hypochlorite, 70% ethanol, 2% glutaraldehyde, 121℃에서 15분 이상 고압증기멸균, 160~170℃에서 1시간 이상 건열 멸균, 자외선 조사
  - **숙주 외 환경저항성** : 실온의 물에서 30일까지 생존 가능
  - **폐기물 처리** : 감염성 물질을 취급한 모든 폐기물은 고압증기멸균, 자외선 조사 등의 처리 후 의료폐기물로 처리

5 *Burkholderia pseudomallei*

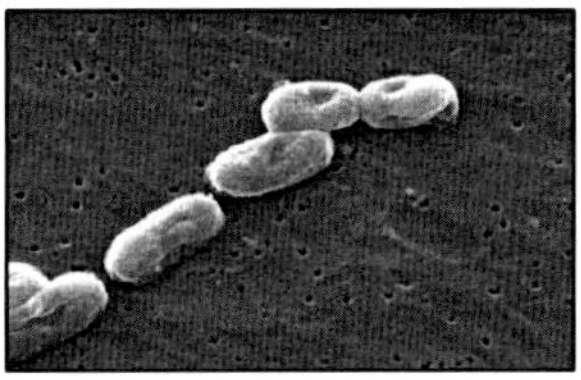

- 위 험 군 : 제 3위험군
- 국내범주 : 고위험병원체, 생물작용제, 전략물자통제병원체
- 특　　성 : *Burkholderiaceae*과, 그람음성, 막대균, 하나 이상의 편모 있음, 운동성 있음, 포자 형성 안함

병원성 및 감염증상

- 잠복기 : 1~21일, 임상학적 질병까지 수개월 또는 수년이 경과할 수 있음
- 유비저(Melioidosis)를 유발함
- 무증상 감염이 많으며, 감염 경로에 따라 급성국소성감염(농양), 폐감염, 급성혈행성감염, 파종성 감염 등 감염양상이 가능하며, 만성감염도 가능함. 사망률은 40%임

치료 및 백신

- 치 료 : amoxicillin-clavulanate, doxycycline, trimethoprim-sulfamethoxazole, imipenenm, ceftaziedime
- 백 신 : -

실험실 생물안전정보

- 감염위해요소
  - **감염경로**
    - 일반 감염경로 : 오염된 흙이나 물에 노출, 흡입, 흡인, 경구 섭취 등을 통하여 감염되며, 감염된 사람의 혈액이나 체액에 의한 감염도 가능함
    - 실험자 감염경로 : 손상된 피부나 점막이 감염성 물질에 노출되었을 경우, 오염된 에어로졸 흡입
  - **감염량** : –
  - **숙주** : 사람, 양, 염소, 돼지, 개, 고양이 등
  - **실험실 획득감염** :
    - 2003년 The Los Angeles County Department of Health Services에서 생물안전작업대 밖에서 검체 취급 및 평판배양 냄새 맡는 행위로 인하여 실험종사자 17명이 감염됨 (Laboratory Exposure to *Burkholderia pseudomallei*–Los Angeles, California, 2003, MMWR 53(42) ; 998–990, october 29, 2004)
    - 원심분리기에 배양액이 엎질러져 맨손으로 치운 실험자와 감염자 혈액 샘플을 이용하여 항생제 약제감수성 검사를 하였던 실험자가 실험실 획득감염이 있으며, 두 감염자의 감염경로는 에어로졸 흡입으로 추정함(Management of Accidental Laboratory Exposure to *Burkholderia pseudomallei* and B. *mallei*, Emerg infect Dis. Jul 2008 ; 14(7) : e2)
- 생물안전밀폐등급
  - BL2 권장 : 임상검체 취급, 분자생물학적, 혈청학적 검사
  - BL3 권장 : 에어로졸 발생 가능, 감염성 체액 및 조직 취급 실험, 균배양 등 병원체를 직접 취급하는 실험
  - ABL3 권장 : 동물 감염실험 및 감염동물 해부 등
- 개인보호장비 : 반드시 앞트임이 없는 실험복과 장갑, 호흡보호장비 착용(BL3에서 취급할 경우 N95 이상 호흡보호장비 착용), 배양액 및 감염성 물질이 튈 우려가 있을 경우 호흡장비가 장착된 안면보호장비 착용, 배양액 취급 및 에어로졸 발생 가능한 조작은 생물안전작업대 내에서 수행. 주사바늘 및 뾰족한 실험도구 사용 자제
- 소독 및 불활성화 : 1% sodium hypochlorite, 70% ethanol, 2% glutaraldehyde, 121℃에서 15분 이상 고압증기멸균, 160~170℃에서 1시간 이상 건열 멸균
  - **숙주 외 환경저항성** : 토양과 물에서 수년간 생존 가능
  - **폐기물 처리** : 감염성 물질을 취급한 모든 폐기물은 고압증기멸균 등의 처리 후 의료폐기물로 처리

6 *Coxiella burnetii*

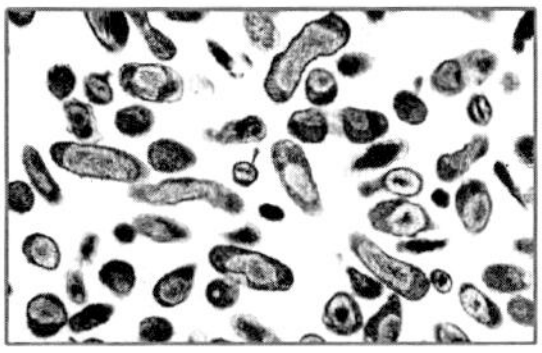

- 위 험 군 : 제 3위험군
- 국내범주 : 고위험병원체, 생물작용제, 전략물자통제병원체
- 특　　성 : *Coxiellaceae*과, 세포 내 절대기생세균, pH 4.5 이하의 산성환경에서 포자 형성

병원성 및 감염증상

- 잠복기 : 13~28일
- 큐열(Q fever)을 유발함
- 감염자의 50%는 무증상이며, 임상증상은 원인균의 유전적 배경에 따라 급성감염 또는 만성감염을 일으킴
  - **급성큐열** : 고열, 심한두통, 전신불쾌감, 근육통, 구토, 설사 등의 증상이 나타나며, 대부분의 경우 치료를 받지 않은 사람도 수개월내에 회복됨. 사망률은 1~2%임
  - **만성큐열** : 6개월 이상 지속되는 경우로, 보다 중증의 임상양상을 보임. 만성큐열 환자의 65% 정도가 해당 질병으로 사망함

치료 및 백신

- 치 료 : doxycycline
- 백 신 : 미국이나 호주에서는 감염 위험이 높은 실험종사자 및 항원에 대한 민감성이 확인된 사람에게 제한적으로 지정된 기관에서만 Q-Fever vaccine(Q-vax®) 사용

실험실 생물안전정보

- 감염위해요소
  - **감염경로**
    - 일반 감염경로 : 감염된 동물의 태반, 양수 또는 농장 동물의 양모로부터 오염된 에어로졸 흡입, 오염된 우유를 섭취한 산모가 감염되면 태반을 통해 아기도 감염이 가능함
    - 실험자 감염경로 : 손상된 피부나 점막이 감염성 물질에 노출 또는 오염된 에어로졸 흡입
  - **감염량** : 1~10개의 균으로 감염이 가능함
  - **숙주** : 사람, 양, 염소, 개, 고양이, 야생동물
  - **실험실 획득감염** :
    - 1938년 Nine Mile strain을 난황에 접종하여 배양하던 실험자가 감염됨(*Coxiella burnetii* : Recent Advanced and New Perspectives in Research of the Q fever bacterium, 2012)
    - 대학에서 양 태반을 이용하여 실험하는 중 6명이 양에 노출되어 항체 양성반응을 보였으며, 1명은 급성 유열성질병과 간 질환을 앓음(Laboratory outbreak of Q fever, J Fam Pract. 1992)
- 생물안전밀폐등급
  - **BL2 권장** : 혈청학적 검사, 독성이 없는 Nine Mile strain 취급하는 실험
  - **BL3 권장** : 검체 및 잠재적으로 감염가능성이 있는 물질, 균배양 등 병원체를 직접 취급하는 실험
  - **ABL3 권장** : 동물 감염실험 및 감염동물 해부 등
- 개인보호장비 : 반드시 앞트임이 없는 실험복과 장갑, 호흡보호장비 착용(BL3에서 취급할 경우 N95 이상 호흡보호장비 착용), 배양액 및 감염성 물질이 튈 우려가 있을 경우 호흡장비가 장착된 안면보호장비 착용, 배양액 취급 및 에어로졸 발생 가능한 조작은 생물안전작업대 내에서 수행, 주사바늘 및 뾰족한 실험도구 사용 자제
- 소독 및 불활성화 : 70% ethanol, 5% chloroform, 121℃에서 15분 이상 고압증기멸균, 160℃에서 1시간 이상 건열 멸균, 감마선 조사
  - **숙주 외 환경저항성** : 극한 환경에서도 잘 견디고 15-20℃에서 10개월 동안 생존할 수 있으며, 냉장보관 시 1개월 이상, 실온의 탈지유에서는 40개월 이상, 토양, 오염된 건축물, 음식, 감염 매개체에서는 1년 동안 생존 가능
  - **폐기물 처리** : 감염성 물질을 취급한 모든 폐기물은 고압증기멸균 등의 처리 후 의료폐기물로 처리

7 *Francisella tularensis*

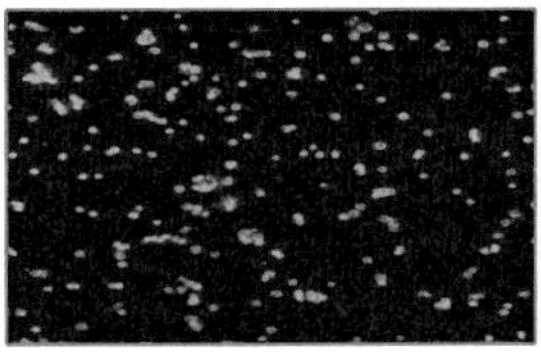

- 위 험 군 : 제 3위험군
- 국내범주 : 고위험병원체, 생물작용제, 전략물자통제병원체
- 특 성 : *Francisellaceae*과, 호기성, 그람음성, 짧은 막대균, 운동성 없음, 포자형성 안함

병원성 및 감염증상

- 잠복기 : 일반적으로 3~5일이며, 최대 14일 이내
- 야토병(Tularemia)를 유발함
- F. tularensis는 고병원성인 type A와 상대적으로 병증이 가벼운 type B로 나눠지며, 임상증상은 갑작스런 발열, 오한, 두통, 설사, 근육통, 관절통, 마른기침 등의 증상이 있으며, 감염부위에 따라 궤양성 샘형(ulcero-glandular), 눈샘형(oculo-glandular), 샘형(glandular), 티푸스형(typhoidal), 이인두형(oropharyngeal), 폐렴형, 위장관형으로 구분함
- 치사율은 치료제를 투여하지 않을 경우 type B는 5~15%, type A는 35%임

치료 및 백신

- 치 료 : streptomycin, gentamycin
- 백 신 : 미국 및 캐나다에서는 감염 위험이 높은 직업군을 대상으로 약독화 생백신 투여

실험실 생물안전정보

- 감염위해요소
  - **감염경로**
    - 일반 감염경로 : 감염된 진드기, 사슴등애, 기타 곤충에 물림, 감염된 동물 사체 취급, 오염된 음식이나 물 섭취, 오염된 에어로졸 흡입
    - 실험자 감염경로 : 손상된 피부나 점막이 감염성 물질에 노출 또는 오염된 에어로졸 흡입, 주로 감염된 동물 및 진드기 취급 시 감염사고 발생함
  - **감염량** : 호흡기 감염의 경우 5~10개, 경구 및 소화기 감염의 경우 106~108개
  - **숙주** : 사람, 가축, 야생조류, 야생토끼, 일부 설치류(다람쥐, 너구리) 등
  - **실험실 획득감염** :
    - 외국에서 1976~1978년 동안 225건의 실험실 획득감염 사례가 있었고 2명의 사망사례가 보고됨(Material Safety Data Sheets, CANADA, 2011-2-18)
    - 2002년 임상 미생물실에서 취급 검체의 정보를 알지 못한 상태에서 검체를 취급하다가 12명이 감염된 사례가 있음(Exposure of Laboratory workers to *Francisella tularensis* despite a Bioterrorism Procedure, J Clin Microbiol, Jun 2002 ; 40(6) : 2278-2287)
- 생물안전밀폐등급
  - **BL2 권장** : 임상검체 취급, 혈청학적 검사, *F. tularensis* Type B(strain LVS), *F. tularensis* subsp *novicida*(strain U112) 취급(※ 고농도일 경우 BL3에서 취급)
  - **BL3 권장** : 균배양 등 병원체를 직접 취급하는 실험
  - **ABL3 권장** : 동물 감염실험 및 감염동물 해부 등
- 개인보호장비 : 반드시 앞트임이 없는 실험복과 장갑, 호흡보호장비 착용(BL3에서 취급할 경우 N95 이상 호흡보호장비 착용), 배양액 및 감염성 물질이 튈 우려가 있을 경우 호흡장비가 장착된 안면보호장비 착용, 배양액 취급 및 에어로졸 발생 가능한 조작은 생물안전작업대 내에서 수행. 주사바늘 및 뾰족한 실험도구 사용 자제
- 소독 및 불활성화 : 1% sodium hypochlorite, 70% ethanol, 2% glutaraldehyde, 10% formaldehyde, 121℃에서 15분 이상 고압증기멸균, 160℃에서 1시간 이상 건열 멸균
  - **숙주 외 환경저항성** : 자연계의 흙이나 물에 존재하며, 사체나 장기에서 133일 이상, 곡류가루나 빈대에서 136일간, 토끼고기에서 31일간, 밀짚에서 192일간, 물에서 90일 이상, -15℃에 보관된 토끼고기에서 3년 이상 생존 가능
  - **폐기물 처리** : 감염성 물질을 취급한 모든 폐기물은 고압증기멸균 등의 처리 후 의료폐기물로 처리

8 *Mycobacterium tuberculosis* complex (*M. tuberculosis, M. bovis, M. africanum* 등)

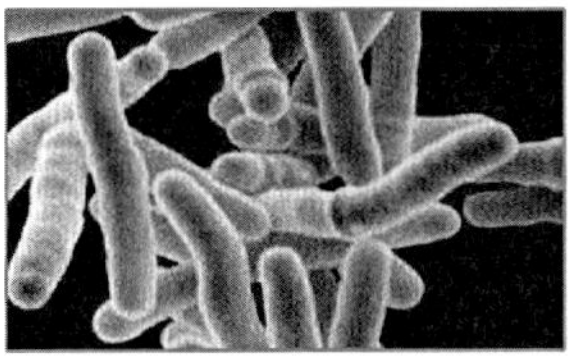

- 위 험 군 : 제 3위험군(BCG주 제외)
- 국내범주 : –
- 특　　성 : *Mycobacteriaceae*과, 호기성, 막대균, 운동성 없음. 포자형성 안함

병원성 및 감염증상

- 잠복기 : 일반적으로 3~5일이며, 최대 14일 이내
- 결핵(Tuberculosis)을 유발함
- 결핵균 감염 후 90~95% 감염자는 3~6주 이내 세포면역 활성으로 균을 제어하지만 5~10% 감염자는 활동성 결핵(active tuberculosis)으로 진행됨. 세계인구의 1/3은 잠복감염 상태이며, 이 중 5%는 일생 중 발병 위험이 있음
- 전신감염증으로 주 감염부위에 따라 임상증상이 매우 다양함. 주로 발열, 전신 피로감, 식은땀, 체중감소 등의 증상이 나타남
  - **폐결핵** : 발열, 기침, 가래, 혈담, 흉통, 심한 경우 호흡곤란 등을 보임
  - **폐외 결핵**(흉막, 임파선, 복부, 요도, 피부, 관절, 골, 뇌막염 등) : 일반적인 증상 외 침범 장기에 따른 증상을 보임(예, 결핵성 뇌막염–두통, 오심, 구토, 의식혼미, 결핵성 흉막염–흉통, 호흡곤란 등)

치료 및 백신

- 치 료 : ethambutol, isoniazid, rifampicin, pyrazinamide, streptomycin, para–aminosalicylic acid, kanamycin
- 백 신 : BCG 예방접종(소아의 폐외결핵에서만 예방효과)

실험실 생물안전정보

- 감염위해요소
  - **감염경로**
    - 일반 감염경로 : 활동성 폐결핵 환자의 비말액을 통해 전파됨
    - 실험자 감염경로 : 오염된 물질의 비말을 통한 호흡기 감염
  - **감염량** : 매우 적은 양으로 감염되며 사람의 경우 1~10개체 노출시 감염
  - **숙주** : 사람, 원숭이, 앵무새, 소, 양, 염소, 개, 고양이
  - **실험실 획득감염** :
    - 결핵균 취급자의 결핵 감염률이 일반인에 비해 3~9배 높음(Laboratory- Acquired Infection. clin Infect Dis. (2009)49(1) : 142-147)
    - 1999년까지 보고된 감염사례는 200여 건 이상(Material Safety Data Sheets, CANADA, 2012-9-13)
- 생물안전밀폐등급
  - **BL2 권장** : 객담, 소변, 조직, 뇌척수액 등 다양한 검체 취급 시, 약독화백신주 *M. bovis* Bacillus Calmette-Guerin(BCG) 소량 조작
  - **BL3 권장** : 균배양 등 병원체를 직접 취급하는 실험
  - ABL2 권장: guinea pig, mice를 이용한 동물 감염실험
- 개인보호장비 : 앞 가운을 착용하고 일회성 실험복 착용 권고, 호흡보호장비 착용(BL3 취급 경우 N95 이상 호흡보호장비 착용), 배양액 및 감염성 물질이 튈 우려가 있을 경우 호흡장비가 장착된 안면보호장비 착용, 배양액이 튈 가능성이 있는 경우 반드시 보안경 착용, 배양액 취급 및 에어로졸 발생 가능한 조작은 생물안전작업대 내에서 수행
- 소독 및 불활성화 : amphyl and other phenol soap mixture, 0.05%~0.5% sodium hypochlorite, UV조사로 표면 소독. 오염피복은 80%에탄올에 10분간, 배양균체는 2분간 처리. 2% glutaraldehyde수용액으로 실온에서 10~20분 처리. 65℃ 이상에서 30분 이상 처리
  - **숙주 외 환경저항성** : *M. tuberculosis*는 매우 건조한 환경에서 수개월 생존 가능, 바퀴벌레 분변에서 8주간, 카펫위의 객담에서 19일, 나무토막위에서 88일, 토양에서 4주간 생존, *M. bovis*는 4℃ 건조한 환경에서 생존 가능
  - **폐기물 처리** : 감염성 물질을 취급한 모든 폐기물은 고압증기멸균, 화학소독, 소각 등의 처리 후 의료폐기물로 처리

9 *Orientia tsutsugamushi*

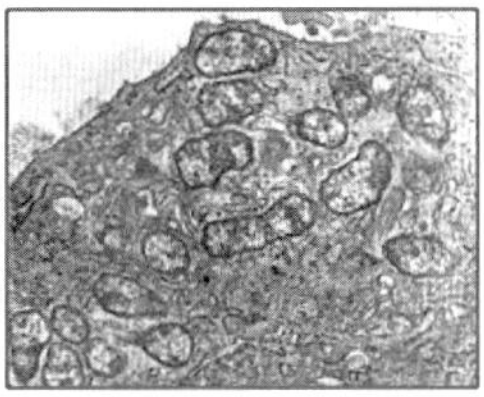

- 위 험 군 : 제 3위험군
- 국내범주 : –
- 특 성 : *Rickettsiaceae*과(Proteobacteria α–subdivision), 그람음성, 호기성, 0.5μm×1.2~3.0μm, 짧은 막대균, 세포 내 절대 기생 세균

병원성 및 감염증상

- 잠복기 : 일반적으로 6~18일
- 쯔쯔가무시증(Scrub typhus)을 유발함
- 털진드기 유충(*Leptotrombidium* spp.)에 물린 부위에 나타나는 가피 형성이 특징적임. 심한 두통, 발열, 오한이 갑자기 발생하며 감기와 유사하며, 발병 5일 이후 발진이 몸통에 나타나서 사지로 퍼지며 반점상 구진의 형태를 보임. 국소성 또는 전신성 림프절 종대와 비장 비대를 보이며, 합병증으로 일시적인 뇌신경 마비가 올 수 있음

치료 및 백신

- 치 료 : doxycycline, tetracycline
- 백 신 : –

실험실 생물안전정보

- 감염위해요소
  - 감염경로
    - 일반 감염경로 : 감염된 털진드기 유충에 물림
    - 실험자 감염경로 : 배양액 등 감염성 물질 취급 시 점막감염 및 날카로운 도구에 찔림사고, 실험 절지동물 취급 시 물림
  - 감염량 : –
  - 숙주 : 사람, 설치류(특히, 쥐)
  - 실험실 획득감염 : 2001년에 연구자가 기도를 통하여 실험실 획득 감염된 사례가 보고된 바 있음(Scrub typhus pneumonitis acquired through the respiratory tract in a laboratory worker. Infection. 2001 Jan–Feb ; 29(1) : 54–6)
- 생물안전밀폐등급
  - BL2 권장 : 혈청학적 실험, 형광항체를 이용한 실험 및 분자생물학적 실험
  - BL3 권장 : 균 배양 등 감염성 물질과 감염의심 물질 취급 실험
  - ABL3 권장 : 염된 절지동물을 포함한 동물실험
- 개인보호장비 : 반드시 장갑, 마스크, 보호복을 착용하고, 에어로졸이 발생하는 조작이나 고농도, 혹은 대용량 배양액 조작은 생물안전작업대 내에서 작업할 것을 권장, 주사바늘 및 뾰족한 실험도구 사용 자제
- 소독 및 불활성화 : 70% ethanol, 4% formaldehyde, 2% glutaraldehyde, iodine, 121℃에서 15분간 고압증기멸균
  - 숙주 외 환경저항성 : 숙주 밖 환경에서 생존 능력이 제한되어 있음
  - 폐기물 처리 : 감염성 물질을 취급한 모든 폐기물은 고압증기멸균, 소각 등의 처리 후 의료폐기

10 *Pasteurella multocida*

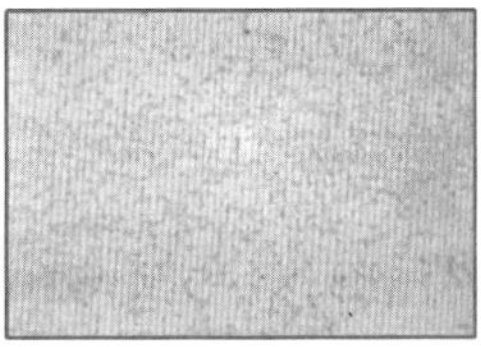

- 위 험 군 : 제 3위험군(type B만 해당), 제 2위험군(type B 이외 혈청형)
- 국내범주 : –
- 특 성 : *Pasteurellaceae*과, 그람음성, 통성 혐기성, 짧은 막대균, 협막 있음, 포자형성 안함, 편모 없음, 혈청형 A~E로 구분됨

병원성 및 감염증상

- 잠복기 : 24시간 이내
- 파스퇴렐라증을 유발함
- 감염증상은 동물에게 물리거나 동물에게 할퀸 후 발생하는 국소적인 연부조직염과 림프절염, 호흡기 질환을 가진 환자에게 발생하는 파스퇴렐라 감염에 의한 만성호흡기 질환의 악화, 간질환을 가진 면역손상환자의 전신감염 등 세 가지로 구분 함

치료 및 백신

- 치 료 : penicillin, cephalosporin, macrolide, tetracycline, fluoroquinolone
- 백 신 : –

실험실 생물안전정보

- 감염위해요소
  - 감염경로
    - 일반 감염경로 : 개, 고양이가 물고, 할퀴고, 핥는 등 직접 접촉
    - 실험자 감염경로 : 손상된 피부나 점막이 감염성 물질에 노출되었을 경우, 날카로운 도구에 찔림, 실험 동물 취급 시, 오염된 에어로졸로 인하여 감염 가능
  - 감염량 : -
  - 숙주 : 사람, 닭, 칠면조, 고양이, 개, 설치류 등
  - 실험실 획득감염 : -
- 생물안전밀폐등급
  - BL2 권장 : 전혈청형 혈청학적 실험 및 분자생물학적 실험, type B 이외 혈청형 병원체 취급 실험
  - BL3 권장 : type B 감염성 물질 취급 실험
  - ABL2 권장 : type B를 제외한 혈청형 균주를 이용한 동물 감염실험 및 감염동물 해부 등
  - ABL3 권장 : type B를 이용한 동물 감염실험 및 감염동물 해부 등
- 개인보호장비 : 반드시 장갑, 실험복을 착용하고, 에어로졸이 발생하는 조작이나 고농도, 혹은 대용량 배양액 조작은 생물안전작업대 내에서 작업할 것을 권장, 주사바늘 및 뾰족한 실험도구 사용 자제
- 소독 및 불활성화 : 70% ethanol, 1% sodium hypochlorite, glutaraldehyde, iodophore, peracetic acid, UV, 감마선 조사, 121℃에서 20분 이상 고압증기멸균, 165~170℃에서 2시간 건열멸균
  - 숙주 외 환경저항성 : 4℃ 물(해수, 증류수)에서 14일, 37℃ 물(해수, 증류수)에서 24시간 이하, 돼지 슬러리(slurry)에서 4℃환경에서 3일, 37℃에서 6일, 혈액, 공기 중에서도 생존 가능
  - 폐기물 처리 : 감염성 물질을 취급한 모든 폐기물은 고압증기멸균, 소각 등의 처리 후 의료폐기물로 처리

11 *Rickettsia* spp.

(*R. akari, R. austrails, R. canadensis, R. conorii, R. japonica, R. montana, R. parkeri, R. prowazekii, R. rhipicephali, R. rickettsii, R. siberica, R. typhi*)

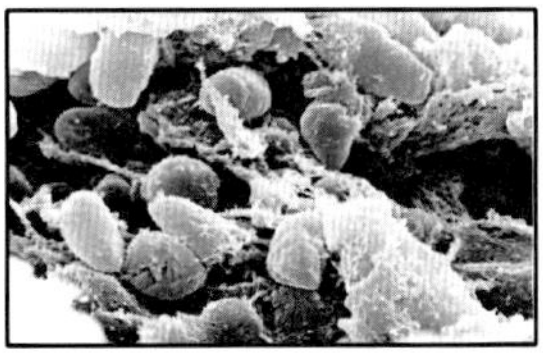

- 위 험 군 : 제 3위험군
- 국내범주 : 고위험병원체(*R. prowazekii, R. rickettsii*만 해당), 생물작용제(*R. prowazekii, R. rickettsii*만 해당), 전략물자통제병원체(*R. prowazekii*만 해당)
- 특 성 : *Rickettiaceae*과, 그람음성, 호기성, 짧은 막대균, 절대세포 내 기생 세균

병원성 및 감염증상

- 잠복기 : 티푸스 군에 속하는 *R. prowazekii*는 6~15일(평균7일), *R. typhi*는 1~2주이며, 발진열 군은 보통 2주 이내(*R. rickettsii* : 진드기에 물린 후 2~14일, *R. akari* : 보통 12~15일, 최대 28일)
- 리케치아증을 유발함
- 티푸스 군(Typhus group)에는 *R. prowazekii, R. typhi, R. canadensis*가 포함되며, *R. prowazekii*와 *R. typhi*는 발진티푸스, Brill-Zinsser씨 병, 발진열을 일으킴
- 발진열 군(Spotted fever group)에는 *R. rickettsii, R. conorii, R. akari, R. japonica, R. siberica, R. austrailis, R. parkeri, R. montana, R. rhipicephali*가 포함되며, *R. rickettsii*는 록키산 발진열, *R. akari*는 리케치아두(rickettsial pox)를 유발함. 발진열 군은 주로 전신 혈관염을 일으켜 피부발진과 뇌, 신장, 폐 기능을 저하시킴. *R. parkeri*는 상대적으로 병증이 가벼우며, *R. rickettsii, R. coronii*를 포함한 일부 리케치아는 심각한 병을 유발함
- *R. canadensis, R. montana, R rhipicephali*는 인체에 무해한 것으로 알려져 있음
- *R. akari*는 전 세계적으로 사망 사례는 없음. *R. prowazekiid*로 인한 사망률은 1~20%이며, 특히 60세 이상의 노인 환자에서 높음

치료 및 백신

- 치 료 : doxycycline, tetracycline, chloramphenicol
- 백 신 : –

실험실 생물안전정보

- 감염위해요소
  - **감염경로**
    - 일반 감염경로 : 감염된 이, 진드기, 벼룩에 물리거나, 매개체의 대변으로 배설된 균이 상처, 구강 점막 및 결막을 통한 감염, 비말을 통해 감염됨
    - 실험자 감염경로 : 실험동물 취급 시 감염된 벼룩, 이 등 매개체에 의한 감염, 감염성 물질이 상처, 구강 점막 및 결막을 통한 감염, 날카로운 도구에 찔림 사고, 감염성 에어로졸 흡입, 점막을 통한 감염
  - **감염량** : 정확한 양이 알려지지 않음(*R. prowazekii*는 10개체 미만으로 감염 가능. *R. rickettsii*는 정확한 감염량은 알 수 없지만 소량으로 감염됨)
  - **숙주** : 진드기, 벼룩, 이, 사람, 개, 가축, 사슴, 쥐, 그 외 설치류, 포유동물
  - **실험실 획득감염** :
    - 1946년 뉴욕에서 *R. akari* 분리된 후 4명의 실험실 종사자가 감염된 사례가 있음 (Laboratory–acquired infections, bacteriological Reviews, 25, 203–209)
    - 1976년까지 *R. rickettsii*에 의하여 63건의 실험실 감염사례가 보고되었고, 이 중 11명이 사망하였음. 11명의 사망자는 감염된 난황, 조직배양, 진드기로 인해 호흡기 경로, 코 점막 접촉, 주사바늘에 찔리거나 날카로운 도구에 베이는 사고로 인하여 발생함 (Laboratory–associated infections : summary and analysis of 3,921 cases. Health Lab Sci. 1976 ; 13 : 105–14)
    - 한 실험실에서 6년(1971~1976)에 걸쳐 9명의 실험실 종사자가 *R. rickettsi*에 감염되었으며, 감염경로는 감염성 에어로졸로 인한 호흡기로 보고됨(Laboratory–acquired Rocky Mountain spotted fever. The hazard of aerosol transmission. N Engle J Med. 1976 ; 84 : 732–9)

- 생물안전밀폐등급
  - **BL2 권장** : 혈청학적 실험, 분자생물학적 실험 및 *R. canadensis, R. montana, R. rhipicephali* 취급 실험
  - **BL3 권장** : 감염성 물질 및 병원체를 직접 취급하는 실험
  - **ABL3 권장** : 동물 감염실험 및 감염동물 해부 등
- 개인보호장비 : 반드시 장갑, 마스크, 보호복을 착용하고, 감염성 물질이 튈 우려가 있는 경우 눈보호장비 착용, 에어로졸이 발생하는 조작이나 고농도, 혹은 대용량 배양액 조작은 생물안전작업대 내에서 작업할 것을 권장, 주사바늘 및 뾰족한 실험도구 사용 자제
- 소독 및 불활성화 : 2% glutaraldehyde, 1% sodium hypochlorite, formaldehyde, 70% ethanol, 121℃에서 15분간 고압증기멸균
  - **숙주 외 환경저항성** : 절대 세포 내 기생세균으로 숙주세포에서만 생존하고, 환경에서는 빠르게 감염성을 잃고, 대사작용으로 인해 불활성화 됨

    * *R. prowazekii*는 이 (louse)의 배설물에서 100일까지 안정적으로 생존하며, 혈액샘플을 −70℃에서 보관한다면 수 년 동안 생존이 가능함
  - **폐기물 처리** : 감염성 물질을 취급한 모든 폐기물은 고압증기멸균 등의 처리 후 의료폐기물로 처리

12 *Yersinia pestis*

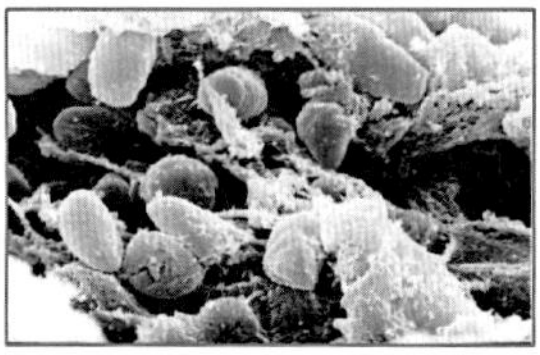

- 위 험 군 : 제 3위험군
- 국내범주 : 고위험병원체, 생물작용제, 전략물자통제병원체
- 특 성 : *Enterobacteriaceae*과, 그람음성, 호기성, 막대균, 운동성 없음, 포자형성 안함

병원성 및 감염증상

- 잠복기 : 보통 1~3일이지만, 최단 12~15시간, 최대 10일 이내
- 페스트(Plague)를 유발하며, 세 가지의 임상상을 보임
  - **림프절 페스트** : 쥐벼룩에 물린 다음 1~6일 후에 물린 자리에 통증을 동반한 림프절 종창, 발열, 오한, 근육통, 두통, 빈맥, 저혈압 등이 나타남
  - **폐 페스트** : 패혈증 페스트에 의해 2차적으로 나타나거나 폐 페스트 환자가 배출하는 비말을 통해 감염(잠복기 : 1~3일)되며 폐렴증세와 오한을 동반한 발열, 두통, 객혈 등이 나타남
  - **패혈증 페스트** : 1~6일의 잠복기 후에 구역, 구토, 설사 등의 소화기 증상으로 시작하여 치료를 하지 않는 경우에 파종성혈관내응고, 급성 호흡부전, 신부전, 의식저하, 쇼크로 진행하는 치명적인 경과를 보임

치료 및 백신

- 치 료 : streptomycin, tetracycline, chloramphenicol, bactrim 등
- 백 신 : 현재 국내에서는 사용가능한 백신이 없으나, 구소련 위성국가 및 중국, 동남아 일부 국가에서는 약독화 균주인 EV76을 이용한 생백신을 이용하고 있는 것으로 알려짐

www.biosafety.cdc.go.kr

제4위험군

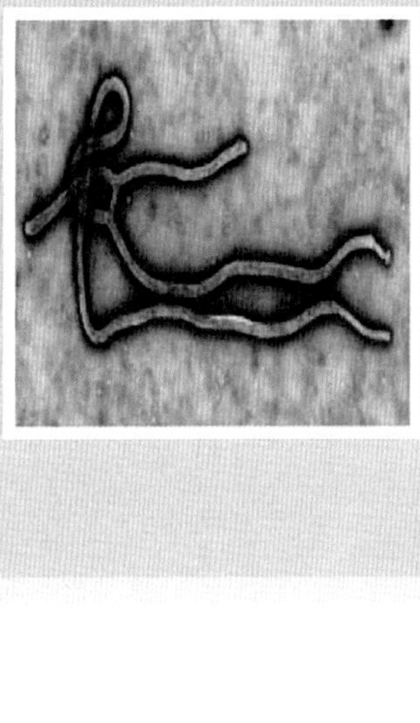

[바이러스]

질병관리본부

KOREA CENTERS FOR DISEASE CONTROL & PREVENTION

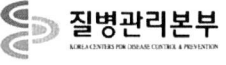

1 South American hemorrhagic fever virus (Guanarito virus, Junin virus, Machupo virus, Sabia virus)

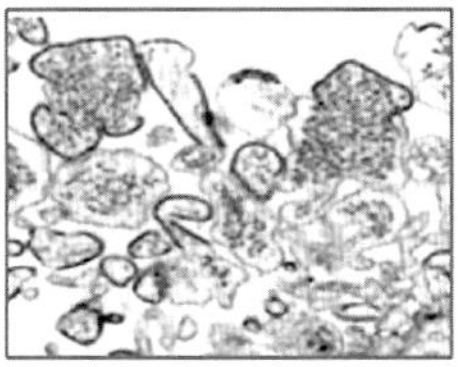

- 위 험 군 : 제 4위험군
- 국내범주 : 고위험병원체, 생물작용제, 전략물자통제병원체
- 특 성 : Arenaviridae과, 이분절 단일가닥의 (–)RNA 바이러스, 피막 있음

병원성 및 감염증상

- 잠복기 : 일반적으로 2~16일
- 바이러스성 출혈열을 유발함
- 감염 시 열, 권태감, 근육통, 요통 등의 증세가 3~4일간 지속되며, 잇몸사이에 출혈이 나타남
- 감염 1~2주 후 대부분의 환자들이 회복하지만 일부는 피부, 내장기관 및 근육 등의 출혈증, 정신착란, 모세혈관 누출 증후군, 발작 등의 증상과 혼수상태에 빠질 수 있음
- 치사율은 30% 정도임

치료 및 백신

- 치 료 : Junin, Machupo, Guanarito virus 감염의 경우 초기에 ribavirin을 이용할 수 있으며, Junin virus감염 시 Human immune plasma 이용 가능
- 백 신 : Junin, Machupo virus는 약독화된 생백신 Candid #1 vaccine 있으나, Guanarito, Sabia는 국제적으로 허가된 백신이 없음

실험실 생물안전정보

● 감염위해요소

• **감염경로**

– 일반 감염경로 : 감염된 설치류에게 물리거나 감염된 설치류의 타액, 분비물, 혈액 등의 직접적 접촉 또는 에어로졸 흡입에 의해 감염됨. Machupo virus의 경우 사람 간 2차 감염, 감염성 에어로졸 및 오염된 의료장비에 의한 병원 내 감염이 보고됨

– 실험자 감염경로 : 배양액 등 감염성 물질 취급 시 발생하는 에어로졸 흡입, 손상된 피부에 노출 및 날카로운 도구에 찔림, 감염동물 실험 시 감염 가능

• **감염량** : –

• **숙주** : 생쥐, 들쥐, 다람쥐 등 설치류, 사람

• **실험실 획득감염** :

– 1994년 브라질의 바이러스 학자가 Sabia virus에 감염된 Vero cell을 원심분리하는 도중 용기가 손상되어, 원심분리기가 회전하는 동안 공기전파로 인한 감염됨(Treatment of a Laboratory–acquired Sabia virus Infection. N Engl J Med 1995 ; 333 : 194–196)

– 1994년 Santa Cruz에서 실험실 연구원이 감염환자 혈액을 취급 중 원심분리기에서 시험관이 깨지는 사고로 인해 감염된 사례가 있음(International Notes Bolivian Hemorrhagic Fever–El Beni Department, Bolivia, 1994. MMWR, December 23, 1994/43(50) ; 943–946)

● 생물안전밀폐등급

• **BL4 권장** : 진단을 목적으로 임상검체 시험 검사, 균 배양 등 병원체를 직접 취급하는 실험 등

• **ABL4 권장** : 동물 감염실험 및 감염동물 해부 등

● 개인보호장비 : 평상복을 완전히 덮는 전신보호복과 덧신 착용 후 추가적인 보호복 또는 필요시 양압복 착용. 에어로졸이 발생하는 조작이나 고농도, 혹은 대용량 배양액 조작은 생물안전작업대 내에서 작업할 것을 권장. 주사바늘 및 뾰족한 실험도구 사용 자제

● 소독 및 불활성화 : 1% sodium hypochlorite, 2% glutaraldehyde, 10% formaldehyde, 55℃에서 30분 이상 가열, 121℃에서 15분 이상 고압증기멸균, 자외선 조사, 감마선 조사

• **숙주 외 환경저항성** : 건조한 환경에서 생존할 수 없으며, 숙주 밖 혈액 검체에서 2주 정도 생존 가능

• **폐기물 처리** : 감염성 물질을 취급한 모든 폐기물은 고압증기멸균 등의 처리 후 의료폐기물로 처리

2 Lassa virus

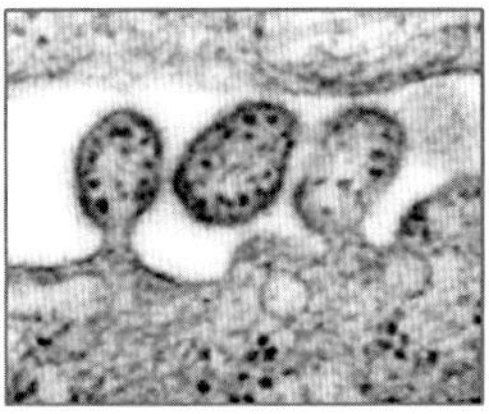

- 위 험 군 : 제 4위험군
- 국내범주 : 고위험병원체, 생물작용제, 전략물자통제병원체
- 특　　성 : Paramyxoviridae과, 부정형이나 대체로 구형, 이분절 단일가닥의 (+) RNA 바이러스, 피막 있음

병원성 및 감염증상

- 잠복기 : 5~21일
- 급성 바이러스성 질환인 라싸열을 유발함
- 증상이 경미하거나 무증상이 80%임
- 초기에는 열, 구토, 복통, 인후통, 기침, 구강 점막 궤양, 삼출성 인두염, 경부 림프절 비대가 나타나며, 그 후 목과 머리에 심한 붓기, 흉막과 심막 삼출 증상이 나타남
- 사망률은 감염증상으로 인해 병원 입원환자의 15~20%, 감염된 사람의 1~2%

치료 및 백신

- 치 료 : 특별한 치료제나 치료방법은 없으며 수액 공급 등 대증요법으로 치료
- 백 신 : –

실험실 생물안전정보

- 감염위해요소

• **감염경로**

– 일반 감염경로 : 감염된 설치류에게 물리거나 감염된 설치류의 타액, 분비물, 혈액 등의 직접적 접촉 또는 에어로졸 흡입으로 감염됨. 에어로졸로 인하여 사람 간 전파가 가능함. 감염된 사람의 소변, 인두분비물 등을 통하여 전파 가능하며, 오염된 주사바늘 및 의료기기에 의한 병원감염도 발생함

– 실험자 감염경로 : 배양액 등 감염성 물질 취급 시 발생하는 에어로졸 흡입, 손상된 피부에 노출 및 날카로운 도구에 찔림, 감염동물 실험 시 감염 가능

• **감염량** : 에어로졸을 통하여 1~10개로 감염가능

• **숙주** : 사람, 설치류 중 다유방쥐(Mastomys natalensis)

• **실험실 획득감염** : –

- 생물안전밀폐등급

• **BL4 권장** : 진단을 목적으로 임상검체 시험 검사, 균 배양 등 병원체를 직접 취급하는 실험 등

• **ABL4 권장** : 동물 감염실험 및 감염동물 해부 등

- 개인보호장비 : 평상복을 완전히 덮는 전신보호복과 덧신 착용 후 추가적인 보호복 또는 필요시 양압복 착용. 에어로졸이 발생하는 조작이나 고농도, 혹은 대용량 배양액 조작은 생물안전작업대 내에서 작업할 것을 권장, 주사바늘 및 뾰족한 실험도구 사용 자제

- 소독 및 불활성화 : 1% sodium hypochlorite, 3% acetic acid, 2% glutaraldehyde, 10% formaldehyde, 혈청은 60℃에서 1시간 처리, 121℃에서 15분 이상 고압증기멸균, 자외선 조사, 감마선 조사

• **숙주 외 환경저항성** : 에어로졸 형태로 안정적임. 특히 저습도(상대습도 30%)에서 안정적임

• **폐기물 처리** : 감염성 물질을 취급한 모든 폐기물은 고압증기멸균 등의 처리 후 의료폐기물로 처리

3 Crimean-Congo hemorrhagic fever virus

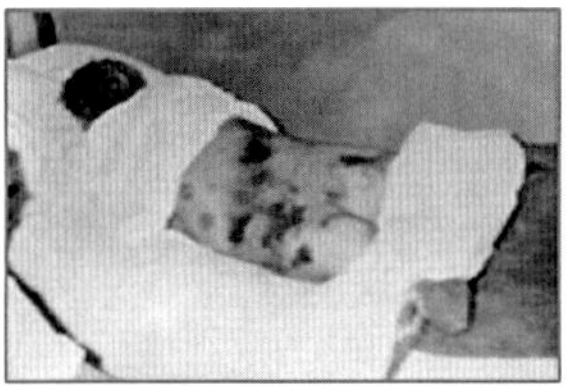

- 위 험 군 : 제 4위험군
- 국내범주 : 고위험병원체, 전략물자통제병원체
- 특 성 : Bunyaviridae과, 세분절 (-)RNA 바이러스, 약 5~7nm의 지질 이중막으로 된 외피를 가짐

병원성 및 감염증상

- 잠복기 : 1~12일
- Crimean-Congo hemorrhagic fever을 유발함
- 감염 초기에 갑작스런 발열, 오한, 두통, 손발과 허리에 심한 통증, 구토, 복통, 설사 등이 나타나며, 보통 4일 후 안구, 잇몸, 코, 폐, 자궁, 장 등에서 출혈이 나타남
- 일반적으로 출혈, 신경계 합병증, 폐출혈 등으로 인한 쇼크로 사망하며 치사율은 30~50%임
- 그 외 감염자는 증상이 나타난 15~20일 후 회복되며, 회복된 환자는 쇠약, 약한 맥박, 탈모가 생기고, 다발성 신경염, 발한, 두통, 현기증, 메스꺼움, 식욕저하, 시력저하, 청력저하, 기억력 저하 등의 후유증이 나타남

치료 및 백신

- 치 료 : 혈소판, 신선동결혈장(fresh frozen plasma), 알부민, 응고인자(coagulation factor)로 치료하며, ribavirin과 convalescent plasma로 치료
- 백 신 : Bulgarian vaccine이 개발되어 동유럽에서 소규모로 사용되었으나, 현재 안전하고 효과적인 백신은 없음

실험실 생물안전정보

● 감염위해요소

- 감염경로
  - 일반 감염경로 : 감염된 진드기에 물리거나 감염된 환자의 혈액 및 분비물로 인하여 피부 상처를 통한 감염, 감염된 동물의 도살 과정 중에 감염성 물질과 접촉하거나 감염된 설치류 배설물에 접촉 및 에어로졸로 감염됨
  - 실험자 감염경로 : 배양액 등 감염성 물질 취급 시 발생하는 에어로졸 흡입, 손상된 피부에 노출 및 날카로운 도구에 찔림, 오염 물질 직접 접촉
- **감염량** : -
- **숙주** : 사람(감염된 진드기의 숙주 : 산토끼, 고슴도치, 소, 양, 염소, 말, 돼지, 새)
- **실험실 획득감염** : 1968년 감염된 환자의 혈액검체로 마우스에 감염시키기 위해 원심분리 후 혈장을 분리하는 과정 중 감염된 사례, 1970년 live virus를 취급 중 감염증상이 나타나고 그 후 7일 뒤 사망한 사례가 있음. 사망자는 원심분리기에서 바이러스 배양액이 있는 플라스크가 깨져서 에어로졸로 인하여 감염된 것으로 추정됨(Human laboratory acquired Arbo-, Arena-, and Hantavirus infection, Journal of the American Biological Association 2000, 5(11)pp 5-11)

● 생물안전밀폐등급

- **BL4 권장** : 진단을 목적으로 임상검체 시험 검사, 균 배양 등 병원체를 직접 취급하는 실험 등
- **ABL4 권장** : 동물 감염실험 및 감염동물 해부 등

● 개인보호장비 : 평상복을 완전히 덮는 전신보호복과 덧신 착용 후 추가적인 보호복 또는 필요시 양압복 착용. 에어로졸이 발생하는 조작이나 고농도, 혹은 대용량 배양액 조작은 생물안전작업대 내에서 작업할 것을 권장, 주사바늘 및 뾰족한 실험도구 사용 자제

● 소독 및 불활성화 : 1% sodium hypochlorite, 70% alcohol, 2% alkalinized glutaraldehyde, 10% formaldehyde, 56℃에서 30분 이상 가열, 121℃에서 15분 이상 고압증기멸균, 자외선 조사

- **숙주 외 환경저항성** : 습한 환경에서는 37℃에서 7시간, 20℃에서 11일, 4℃에서 15일간 생존 가능, 건조한 환경에서는 90분 안정적이고 최대 24시간 생존 가능
- **폐기물 처리** : 감염성 물질을 취급한 모든 폐기물은 고압증기멸균 등의 처리 후 의료폐기물로 처리

4 Ebola virus

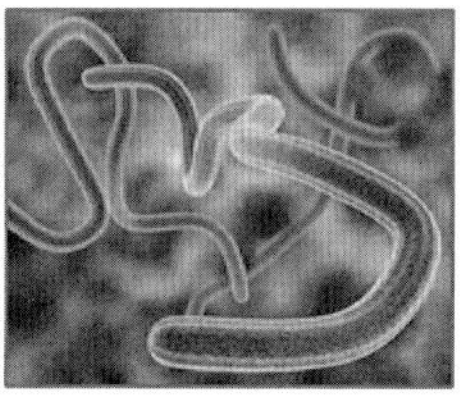

- 위 험 군 : 제 4위험군
- 국내범주 : 고위험병원체, 생물작용제, 전략물자통제병원체
- 특 성 : Filoviridae과, (−)RNA 바이러스, 긴막대기형, 고리형, 원형 등 다양한 형태

병원성 및 감염증상

- 잠복기 : 2~21일(평균 8~10일)
- 에볼라바이러스병을 유발함
- 초기 증상은 비특이적이나 발열, 식욕부진, 무력감, 허약감이 가장 일반적임. 갑작스러운 고열, 전신 쇠약감, 근육통, 두통, 인후통 등 비전형적인 증상 이후에 오심, 구토, 설사, 발진이 동반되고 때로 체내 · 외 출혈이 나타남. 출혈은 항상 나타나는 소견은 아니나 임상 경과 후기에 점상출혈, 반상출혈, 점막출혈 등이 나타날 수 있고 심한 출혈은 그리 많지 않음
- 잠복기 동안(증상발현 전)에는 전염력이 없음
- 치사율은 바이러스 유형 및 각국의 보건의료체계 수준에 따라 25~90%로 매우 높고, 사망자의 90% 이상은 소화관 출혈을 보임

치료 및 백신

- 치 료 : 현재 항바이러스제는 개발 중이며, 수분 및 전해질 보충, 혈압 조절 및 적정 체내 산소 유지, 감염 합병증에 대한 치료 등 대증요법
- 백 신 : 예방 백신 개발 중

실험실 생물안전정보

- 감염위해요소

• 감염경로

– 일반 감염경로 : 감염된 동물, 사람에 직접적 또는 간접적 접촉, 환자의 혈액 또는 체액(타액, 소변, 구토물, 대변 등) 및 환자의 혈액이나 체액으로 오염된 옷, 침구류, 감염된 바늘 등을 통해 피부상처 또는 점막을 통해 직접 접촉으로 감염되거나 성 접촉으로 정액을 통해서도 감염

– 실험자 감염경로 : 배양액 등 감염성 물질 취급 시 발생하는 에어로졸 흡입, 손상된 피부 및 점막에 노출되거나 날카로운 도구에 찔림

• **감염량** : 에어로졸을 통하여 1~10개로 감염 가능

• **숙주** : 사람, 여러 종의 원숭이, 침팬지, 고릴라, 개코원숭이, 다이커 영양, 과일박쥐 등

• **실험실 획득감염** :

– 1976 영국(A case of Ebola virus infection, BMJ 1977 ; 2 : 541), 2004년 러시아(http://www.cidrap.umn.edu/news-perspective/2004/05/russian-scientist-dies-ebola-after-lab-accident), 2009년 독일(Management of Accidental Exposure to Ebola Virus in the Biosafety Level 4 Laboratory, Hamburg, Germany, J Infect Dis.(2011) 204(suppl 3):S785-S790)에서 오염된 주사기에 찔려 감염됨

– 2004년 미국 USAMRIID의 바이러스학자가 감염된 마우스 취급 중 오염된 주사기에 찔리는 사고가 발생하였으나 임상증상은 없었음(Managing Potential Laboratory Exposure to Ebola Virus by Using a Patient Biocontainment Care Unit, Emerg Infect Dis. Jun 2008 ; 14(6) : 881-887)

- 생물안전밀폐등급

• **BL4 권장** : 진단을 목적으로 임상검체 시험 검사, 균 배양 등 병원체를 직접 취급하는 실험 등

• **ABL4 권장** : 동물 감염실험 및 감염동물 해부 등

- 개인보호장비 : 평상복을 완전히 덮는 전신보호복과 덧신 착용 후 추가적인 보호복 또는 필요시 양압복 착용. 2중 장갑, 안면보호구 N95 마스크 또는 전동식 호흡장비, 덧신 필요시 앞치마, 팔토시, 다리덮개 등 착용. 에어로졸이 발생하는 조작이나 고농도, 혹은 대용량 배양액 조작은 생물안전작업대 내에서 작업할 것을 권장, 주사바늘 및 뾰족한 실험도구 사용 자제

- **소독 및 불활성화** : 0.5% chlorine solution(5.25% sodium hypochlorite 10배 희석), 70% isopropyl alcohol, 0.25% Triton X−100, ether, methyl alcohol, sodium deoxycholate, 60℃에서 30~60분간 가열, 감마선 조사, 자외선 조사, 121℃에서 15분 이상 고압증기멸균
- **숙주 외 환경저항성** : 액체 또는 건조한 환경에서 수 일, 실온 또는 4℃에서 수 일, −70%에서 장기간 안정적임
- **폐기물 처리** : 감염성 물질을 취급한 모든 폐기물은 고압증기멸균 등의 처리 후 의료폐기물로 처리

5 Marburg virus

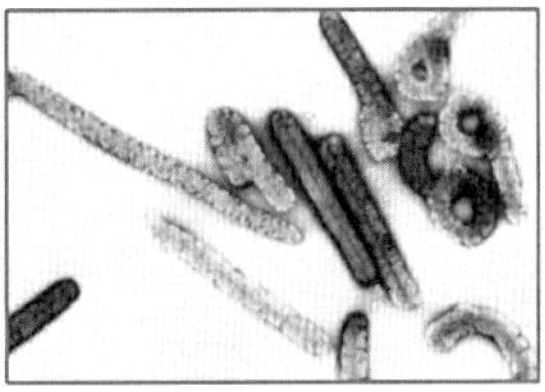

- 위 험 군 : 제 4위험군
- 국내범주 : 고위험병원체, 생물작용제, 전략물자통제병원체
- 특　　성 : Filoviridae과, 단일가닥 (−)RNA 바이러스, 숫자 6 또는 U자형, 원형 등 다양한 형태, 피막 있음

병원성 및 감염증상

- 잠복기 : 3~10일
- 마버그열(Marburg fever)을 유발함
- 극심한 출혈열, 고열과 함께 시작되며, 오한, 두통, 근육통, 급발성 발진, 갑작스런 구토, 흉통, 인후통, 복통, 설사가 특징적임. 증상은 점점 심해져 췌장염증, 황달, 심각한 체중감소, 섬망(delirium), 쇼크, 간 부전, 과다출혈, 장기기능장애를 동반함
- 혈소판 감소, 백혈구 감소가 일어나며 종종 쇼크를 일으키며, 회복에 오랜 시간이 필요함
- 사망률은 25% 정도로 알려짐

치료 및 백신

- 치 료 : 특별한 치료제나 치료방법은 없으나 수액 공급, 신장기능 유지, 체액, 전해질 평형, 산소 상태 및 혈압 유지, 소실된 혈액 보충 등 증상에 따른 치료
- 백 신 : –

실험실 생물안전정보

- 감염위해요소
  - **감염경로**
    - 일반 감염경로 : 감염된 사람 및 감염된 사람의 체액에 직접적으로 노출, 실험실에서는 흡입감염이 가능하나 일반적으로 사람간 호흡기 매개 전파여부는 명확하게 알려지지 않음
    - 실험자 감염경로 : 배양액 등 감염성 물질 취급 시 발생하는 에어로졸 흡입, 손상된 피부 및 점막에 노출되거나 날카로운 도구에 찔림
  - **감염량** : 에어로졸을 통하여 1~10개로 감염 가능
  - **숙주** : 사람, 영장류
  - **실험실 획득감염** : 1976년 독일의 마르부르그와 프랑크푸르트, 유고슬라비아에서 우간다에서 수입한 African green monkey의 내장, 체액을 취급하고 콩팥 조직 배양 중 동시에 5명의 실험실 종사자가 급성 열성 질환이 발생하였고, 이차 감염된 의료진을 포함하여 총 31명이 감염되어 이 중 7명 사망(Chlamydioses, Rickettsioses, and Viruses. Zoonoses and communicable diseases common to man and animals 3rd ed.(2003), pp. 205-208)
- 생물안전밀폐등급
  - **BL4 권장** : 진단을 목적으로 임상검체 시험 검사, 균 배양 등 병원체를 직접 취급하는 실험 등
  - **ABL4 권장** : 동물 감염실험 및 감염동물 해부 등
- 개인보호장비 : 평상복을 완전히 덮는 전신보호복과 덧신 착용 후 추가적인 보호복 또는 필요시 양압복 착용. 에어로졸이 발생하는 조작이나 고농도, 혹은 대용량 배양액 조작은 생물안전작업대 내에서 작업할 것을 권장, 주사바늘 및 뾰족한 실험도구 사용 자제
- 소독 및 불활성화 : 1% sodium hypochlorite, 1% glutaraldehyde, 3% acetic acid, 60℃에서 30~60분간 가열, 감마선 조사, 자외선 조사, 121℃에서 15분 이상 고압증기멸균
  - **숙주 외 환경저항성** : 오염된 토양에서 4~5일, 액체나 건조한 물질에서 수 일, 정액에서 3개월 동안 생존 가능
  - **폐기물 처리** : 감염성 물질을 취급한 모든 폐기물은 고압증기멸균 등의 처리 후 의료폐기물로 처리

6 Tick-Borne complex virus

(Central European encephalitis virus, Hanzalova virus, Hypr virus, Kumlinge virus, Kyasanur Forest disease virus, Omsk hemorrhagic fever virus, Russian spring-summer encephalitis virus)

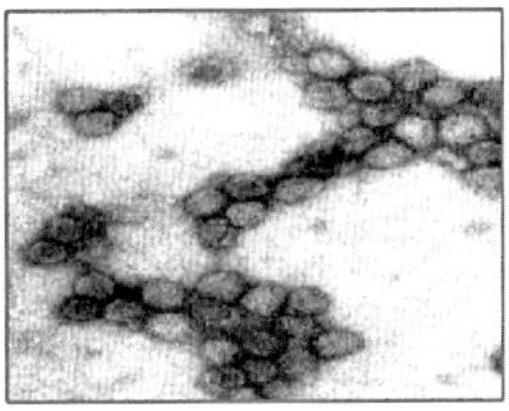

- 위험군 : 제 4위험군
- 국내범주 :
  - 고위험병원체(Central European Tick-borne encephalitis virus, Far Estern Tick-borne encephalitis, Siberian Tick-born encephalitis virus, Kyasanur Forest disease virus, Omsk hemorrhagic fever virus 해당)
  - 생물작용제(Russian Spring-Summer encephalitis virus, Kyasanur forest virus, Omsk hemorrhagic fever virus 해당)
  - 전략물자통제병원체(Russian Spring-Summer encephalitis virus, Kysanur forest virus, Omsk hemorrhagic fever 해당)
- 특성 : Flaviviridae과, 단일가닥 (+)RNA 바이러스, 피막 있음

병원성 및 감염증상

- 잠복기 : 일반적으로 4~14일이며, 최대 28일
- 뇌염 또는 출혈열을 유발함
- Tick-borne complex virus는 Far eastern Tick-borne encephalitis virus, Central European tick-borne encephalitis virus, Siberian tick-borne encephalitis virus 3가지 subtype이 있음
- 초기에 특이 증상 없이 두통, 피곤함, 근육통을 동반한 유열성 질병 증상을 나타내며, 이 중 3분의 2정도에 해당하는 감염자는 병이 회복됨. 그 외 감염자는 무균성 수막염, 뇌염, 척수염 등 중추신경계에 영향을 미쳐, 정신상태 이상, 인지장애, 운동실조, 몸 떨림, 두개골 신경마비, 팔다리 마비를 일으킴
- Far eastern Tick-borne encephalitis virus(이전 Russian spring-summer encephalitis virus)
  - Omsk hemorrhagic fever virus, Kyasanur forest disease virus가 해당됨

- 대체로 심각한 질병을 유발하며, 치사율이 20~40%이며, 심각한 신경계 후유증을 남길 확률이 높음
- Omsk hemorrhagic fever virus : 열, 두통, 기침, 근육통, 서맥, 탈수, 저혈압 위장장애가 나타남. 코피, 잇몸출혈, 토혈, 폐출혈, 자궁출혈 등의 출혈성 증상이 있음
- Kyasanur forest disease virus : 열, 두통, 오한, 근육통, 구토, 위장장애, 출혈성 증상이 있음

● Central European tick-borne encephalitis virus

- Hanzalova virus, Hypr virus, Kumlinge virus가 해당됨
- 대체로 가벼운 질환 유발, 치사율 2% 이하이며, 환자의 30%가 신경계 후유증 남음

● Siberian tick-borne encephalitis virus

- 만성적 질환 또는 진행성 질환과 연관이 있으며 치사율 2~3%임

치료 및 백신

● 치료 : 특별한 치료법이나 치료제가 없어 대증요법에 의존

● 백신 : 미국에는 허가받은 백신이 없으며, 유럽, 러시아, 캐나다, 중국에서 사용가능한 백신이 있음

실험실 생물안전정보

● 감염위해요소

- 감염경로
  - 일반 감염경로 : 감염된 진드기(*Ixodes ricinus*)에 물리거나, 감염된 소, 염소, 양 등의 우유를 가공하지 않고 섭취할 경우, 사람 간 전파는 보고된 바 없으나 사람의 경우 수직감염이 보고된 바 있음
  - 실험자 감염경로 : 배양액 등 감염성 물질 취급 시 발생하는 에어로졸 흡입, 손상된 피부 및 점막에 노출되거나 날카로운 도구에 찔림, 우발적인 경구 섭취
- 감염량 : -
- 숙주 : 사람, 진드기, 작은 설치류
- 실험실 획득감염 :
  - 1970년 Omsk hemorrhagic fever virus 배양액을 취급 중 감염성 에어로졸 흡입으로

인하여 감염됨(Human laboratory acquired Arbo-, Arena-, and Hantavirus infection, Journal of the American Biological Association 2000, 5(11)pp 5-11)
- 1988년 Kysanur forest disase virus 배양액을 담고 있는 앰플이 파손되어 취급자 장갑을 뚫고 피부상처를 내면서 감염됨(Human laboratory acquired Arbo-, Arena-, and Hantavirus infection, Journal of the American Biological Association 2000, 5(11)pp 5-11)

- 생물안전밀폐등급
  - **BL4 권장** : 진단을 목적으로 임상검체 시험 검사, 균 배양 등 병원체를 직접 취급하는 실험 등
  - **ABL4 권장** : 동물 감염실험 및 감염동물 해부 등
- 개인보호장비: 평상복을 완전히 덮는 전신보호복과 덧신 착용 후 추가적인 보호복 또는 필요시 양압복 착용. 에어로졸이 발생하는 조작이나 고농도, 혹은 대용량 배양액 조작은 생물안전 작업대 내에서 작업할 것을 권장, 주사바늘 및 뾰족한 실험도구 사용 자제
- 소독 및 불활성화: 1% sodium hypochlorite, 70% alcohol, 2% glutaraldehyde, 3~8% formaldehyde, 2~3% hydrogen peroxide, 1% iodine, 열에 약하여 50~60℃에서 30 이상 가열, 감마선 조사, 자외선 조사, 121℃에서 15분 이상 고압증기멸균
  - **숙주 외 환경저항성** : -70℃에서 안정적으로 감염력을 유지할 수 있으며, 동결건조 할 경우 10년 이상 감염력을 유지할 수 있음
  - **폐기물 처리** : 감염성 물질을 취급한 모든 폐기물은 고압증기멸균 등의 처리 후 의료폐기물로 처리

7 Herpesvirus simiae

(Herpesvirus B, Monkey B virus, Cercopithecine Herpesvirus B)

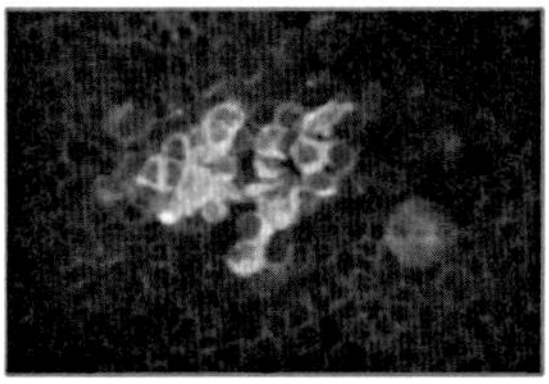

- 위 험 군 : 제 4위험군
- 국내범주 : 고위험병원체
- 특　　성 : Herpesviridae과, 이중가닥 DNA 바이러스, 20면체 외피로 둘러싸여 있음

병원성 및 감염증상

- 잠복기 : 일반적으로 5~21일이나 최대 5주까지 보고된 바 있음
- 초기에는 독감과 유사한 발열, 두통, 근육통 등의 증상이 나타나고 피부 감염 시 홍반이 나타남. 이 후 임파선염, 임파절염, 척수염 등이 발생하고 사지 및 호흡 마비 증상을 보임
- 일반적으로 증상이 치명적이고 급성으로 나타남
- 치료하지 않는 경우 증상이 나타난 후 1일부터 3주 후 사망에 이르며, 사망률은 80%임

치료 및 백신

- 치 료 : 감염초기에 항바이러스제인 acycolovir, valaciclovir, famciclovir의 투여가 효과적임
- 백 신 : –

실험실 생물안전정보

● 감염위해요소

• 감염경로

– 일반 감염경로 : 감염된 원숭이에게 물리는 경우, 감염된 원숭이의 체액이 기도 및 눈에 직접적인 노출로 인해 감염되기도 함. 사람 간 전파는 소포성 병변에 직접적인 접촉에 의한 전파사례도 있음

– 실험자 감염경로 : 바이러스에 감염된 타액, 조직, 분비액 또는 세포 배양액에 손상된 피부나 점막 노출로 인한 감염, 오염된 날카로운 도구 등 오염된 비생체 접촉매개체로 인한 우발적인 사고로 인한 감염

• 감염량 : –

• 숙주 : 사람, *Macaca*속 원숭이(*M. artoides, M. nemestrina, M. fuscata, M. radiate, M. cyclopis*)

• 실험실 획득감염 :

– 실험실 획득감염이 약 40~50건이 있는 것으로 알려져 있으나 보고된 내용은 26건임. 26건의 대부분은 감염된 원숭이에 물려서 감염됨(Pathogen Safety Data Sheet, Canada, 2011-2-18)

– 1997년 영장류 센터 종사자가 원숭이를 다루던 중 눈에 원숭이 분변이 튀어 바이러스에 감염되어 사망함(Biosafety in Microbiological and Biomedical Laboratories, 5th edition, 204~205p)

● 생물안전밀폐등급

• BL2 권장 : macaque(아프리카, 아시아산 원숭이)의 조직, 세포, 혈액, 혈청시험 검사

• BL3 권장 : 바이러스 증식을 제외한 배양체 조작

• BL4 권장 : 진단 검체 또는 보존균주 증식 실험 등 병원체 취급 실험

• ABL4 권장 : 동물 감염실험 및 감염동물 해부 등

● 개인보호장비 : 평상복을 완전히 덮는 전신보호복과 덧신 착용 후 추가적인 보호복 또는 필요시 양압복 착용. 추가적인 호흡보호장비, 안면보호장비 착용. 에어로졸이 발생하는 조작이나 고농도, 혹은 대용량 배양액 조작은 생물안전작업대 내에서 작업할 것을 권장, 주사바늘 및 뾰족한 실험도구 사용 자제

- **소독 및 불활성화** : 1% sodium hypochlorite, 70% ethanol, 2% alkalinized glutaraldehyde, 10% formaldehyde, 열에 약하여 50~60℃에서 30이상 가열, 121℃에서 15분 이상 고압증기멸균, 산성용액 또는 세정제 사용
- **숙주 외 환경저항성** : 37℃에서 7일, 4℃에서 일주일간 생존 가능하며, −70℃에서는 매우 안정적임
- **폐기물 처리** : 감염성 물질을 취급한 모든 폐기물은 고압증기멸균 등의 처리 후 의료폐기물로 처리

8 Hendra virus (Equine morbillivirus)

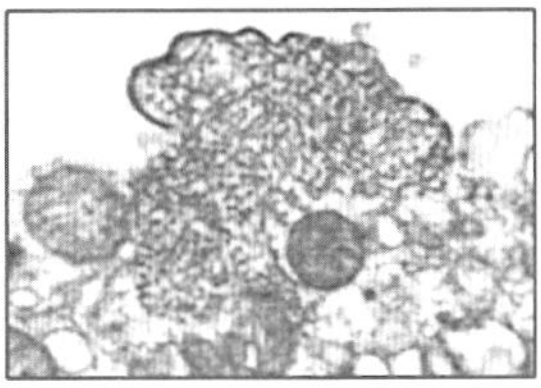

- 위 험 군 : 제 4위험군
- 국내범주 : 고위험병원체, 생물작용제, 전략물자통제병원체
- 특 성 : Paramyxoviridae과, 단일가닥 (–)RNA 바이러스, 구형, 피막 있음

병원성 및 감염증상

- 잠복기 : 일반적으로 4~18일
- 가벼운 감기증상부터 치명적인 호흡기 질환 및 신경질환이 유발됨. 보통 급성으로 증상이 나타나며, 발열, 두통, 근육통, 인후염, 마른기침과 림프절 비대, 무기력증, 현기증 나타남. 그 후 폐렴, 호흡부전, 심장부전증, 동맥혈전, 신경질환, 뇌염증상으로 사망할 수 있음
- 치사율은 60%임

치료 및 백신

- 치 료 : 효과적인 치료방법이 개발되지 않음. In vitro 실험에서 ribavirin이 효과가 있는 것으로 알려져 있으나 임상효과에서는 아직 검증되지 않음
- 백 신 : –

실험실 생물안전정보

- 감염위해요소
  - 감염경로
    - 일반 감염경로 : 감염된 과일박쥐에 의해 오염된 목초지나 먹이를 섭취한 말이 감염되고, 감염된 말의 체액이나 분비물에 직접 접촉하여 사람에게 전파됨
    - 실험자 감염경로 : 배양액 및 감염성 물질 직접접촉, 피부나 점막 노출, 우발적인 비경구 감염
  - 감염량 : –
  - 숙주 : 사람, 말, 야생과일박쥐
  - 실험실 획득감염 : –
- 생물안전밀폐등급
  - BL4 권장 : 진단을 목적으로 임상검체 시험 검사, 균 배양 등 병원체를 직접 취급하는 실험 등
  - ABL4 권장 : 동물 감염실험 및 감염동물 해부 등
- 개인보호장비 : 평상복을 완전히 덮는 전신보호복과 덧신 착용 후 추가적인 보호복 또는 필요시 양압복 착용. 에어로졸이 발생하는 조작이나 고농도, 혹은 대용량 배양액 조작은 생물안전 작업대 내에서 작업할 것을 권장, 주사바늘 및 뾰족한 실험도구 사용 자제
- 소독 및 불활성화 : 1% sodium hypochlorite, 10% formaldehyde, 70% ethanol, 121℃에서 15분 이상 고압증기멸균, 자외선 조사
  - 숙주 외 환경저항성 : 정확한 생존능력에 대해 아직 알려지지 않았지만 14℃에서 250일 동안 식육에서 생존가능하며, 실내 온도에서 바이러스 질환자의 분비물에 남아 8시간 이상 생존한다고 보고된 바 있음
  - 폐기물 처리 : 감염성 물질을 취급한 모든 폐기물은 고압증기멸균 등의 처리 후 의료 폐기물로 처리

9 Nipah virus

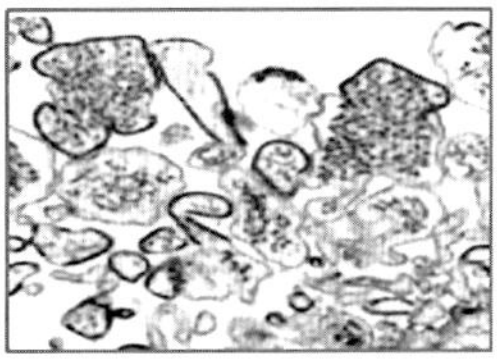

- 위 험 군 : 제 4위험군
- 국내범주 : 고위험병원체, 생물작용제, 전략물자통제병원체
- 특　　성 : Paramyxoviridae과, 단일가닥 (-)RNA 바이러스, 구형, 피막 있음

병원성 및 감염증상

- 잠복기 : 일반적으로 4~18일이며, 최대 2달
- 감염자의 8~15% 무증상이거나 증상이 미약함. 증상이 나타날 경우, 발열, 두통, 졸음, 구토, 기침, 현기증, 근육통 등의 증상과 함께 호흡기 질환과 신경질환을 나타내며, 심각할 경우 뇌염, 혼수상태, 기면상태, 경련이 발생할 수 있음
- 감염된 환자 중 생존자의 약 8%는 수개월에서 수년 후 재발하며, 일부 사람은 비정형 폐렴과 심각한 호흡기 문제가 나타남
- 증상을 보인 환자의 50%가 사망에 이름

치료 및 백신

- 치 료 : 주로 집중 지지요법 실시하며, 개방표지실험(open-label trial)에서 ribavirin 투여로 치사율이 36% 감소됨
- 백 신 : -

실험실 생물안전정보

- 감염위해요소
  - **감염경로**
    - 일반 감염경로 : 감염된 동물의 체액, 조직에 직접적인 접촉으로 감염, 감염된 사람의 호흡기 분비물 및 타액에 접촉하여 사람 간 전파도 가능함
    - 실험자 감염경로 : 배양액 및 감염성 물질 직접접촉, 피부나 점막 노출, 우발적인 비경구 감염, 오염된 물질 섭취, 감염 에어로졸 흡입감염
  - **감염량** : –
  - **숙주** : 사람, 과일박쥐, 돼지, 고양이, 개, 말, 염소
  - **실험실 획득감염** : 현재까지 보고된 사례는 없음. 2001년, 2003년 방글라데시에서 유행하였을 당시 감염환자와 직접 접촉한 병원 종사자의 혈청을 조사한 사례가 있으나 니파 바이러스의 항원검출이 음성으로 확인됨(Pathogen Safety Data Sheet, Canada, 2012-1-9)
- 생물안전밀폐등급
  - **BL4 권장** : 진단을 목적으로 임상검체 시험 검사, 균 배양 등 병원체를 직접 취급하는 실험 등
  - **ABL4 권장** : 동물 감염실험 및 감염동물 해부 등
- 개인보호장비 : 평상복을 완전히 덮는 전신보호복과 덧신 착용 후 추가적인 보호복 또는 필요시 양압복 착용. 에어로졸이 발생하는 조작이나 고농도, 혹은 대용량 배양액 조작은 생물안전작업대 내에서 작업할 것을 권장, 주사바늘 및 뾰족한 실험도구 사용 자제
- 소독 및 불활성화 : 0.1% formalin, 0.5% household bleach, 56℃에서 30분 이상 가열, 121℃에서 15분 이상 고압증기멸균, 자외선 조사
  - **숙주 외 환경저항성** : –
  - **폐기물 처리** : 감염성 물질을 취급한 모든 폐기물은 고압증기멸균 등의 처리 후 의료폐기물로 처리

10 Variola virus

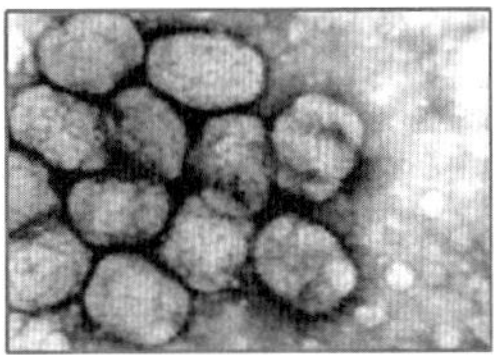

- 위 험 군 : 제 3위험군
- 국내범주 : 고위험병원체, 생물작용제, 전략물자통제병원체
- 특 성 : Poxviridae과, 이중가닥 DNA 바이러스, 벽돌모양(brick-shaped), 피막 있음

병원성 및 감염증상

- 잠복기 : 12~14일
- 두창(smallpox)를 유발함
- 병증의 심한 정도와 사망률에 따라 대두창(variola major)와 소두창(variola minor)로 분류됨
- 고열, 피로, 심한 두통, 요통, 불안감이 나타나며, 입안과 몸에 작은 물집이 있는 발진(vesicular rash)이 나타남. 그 후 구토, 설사 및 심한 출혈이 이어짐
- 대두창은 사망률이 15~40%이며, 소두창은 사망률이 1%임

치료 및 백신

- 치 료 : 보존적 치료, 2차 세균감염이 있는 경우 항생제 투여
- 백 신 : 같은 Orthopoxvirus목에 속하는 Vaccinia virus와 교차면역반응을 가짐. 백신의 사용이 효과적이나 1980년 WHO의 공식적으로 두창박멸이 선언되었으며, 현재 예방접종이 실시되지 않고 있음

실험실 생물안전정보

- 감염위해요소

• 감염경로

– 일반 감염경로 : 호흡기를 통한 공기전파로 감염되나 호흡기 비말은 2m 이상 전파되기 어려우므로 주변사람들에게만 전파. 수포액, 타액, 호흡기분비물, 의류, 기타 물질 등의 직접접촉 등 다양한 경로도 감염 가능

– 실험자 감염경로 : 배양액 및 감염성 물질 직·간접접촉, 피부나 점막 노출, 오염된 물질 섭취, 감염 에어로졸 흡입감염

• 감염량 : 10~100개의 병원체로도 감염 가능

• 숙주 : 사람, 원숭이도 감염 가능

• 실험실 획득감염 :

– 1973년 영국 런던대학교의 실험실 작업자 바이러스를 직접 취급하지 않았으나 감염된 사례, 1978년 영국의 smallpox 바이러스 실험실 윗층에서 일하는 사진작가가 감염됨 (Evidence Demonstrates the Significant Risk of Laboratory Accidents, smallpoxbiosafety.org, May 2011)

– 그 후로는 보고된 사례가 없으며, 현재 두창바이러스는 WHO 협력 연구센터에서 철저한 보안으로 관리되고 있음

- 생물안전밀폐등급

• BL4 권장 : 진단을 목적으로 임상검체 시험 검사, 균 배양 등 병원체를 직접 취급하는 실험 등

• ABL4 권장 : 동물 감염실험 및 감염동물 해부 등

- 개인보호장비: 평상복을 완전히 덮는 전신보호복과 덧신 착용 후 추가적인 보호복 또는 필요시 양압복 착용. 에어로졸이 발생하는 조작이나 고농도, 혹은 대용량 배양액 조작은 생물안전 작업대 내에서 작업할 것을 권장, 주사바늘 및 뾰족한 실험도구 사용 자제

- 소독 및 불활성화 : 1% sodium hypochlorite, 70% ethanol, 2% glutaraldehyde, 10% formaldehyde, 30% isoproyl alcohol, 100ppm benzalkonium chloride, 75ppm iodophor, 121℃에서 15분 이상 고압증기멸균

• 숙주 외 환경저항성 : 환경저항성이 가장 높은 바이러스 중 하나로 특히 피부 상처부위에서 떨어져 나온 딱지의 섬유소 안에서는 실온에서 수년 동안, 혈액, 타액, 피부병변, 농포액

등의 검체에서는 실온에서 짧은 기간 동안, 감염된 환자의 건조된 분비액과 피부껍질에서는 실온에서 1년 동안, 빵, 샐러드, 소세지, 거즈붕대에서는 4℃에서 2주간 생존가능. 바이러스 병원성은 4℃에서 수개월 이상, −20~70℃에서는 수년간 유지됨. 실험실에서 동결 건조 하여 보존할 경우 20년 이상 보관 가능

- **폐기물 처리** : 감염성 물질을 취급한 모든 폐기물은 고압증기멸균 등의 처리 후 의료폐기물로 처리

www.biosafety.cdc.go.kr

제3위험군

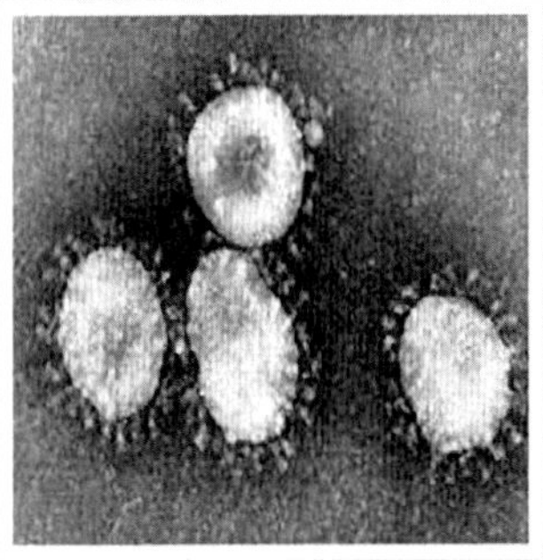

[바이러스]

질병관리본부
KOREA CENTERS FOR DISEASE CONTROL & PREVENTION

1 Lymphocytic choriomeningitis virus

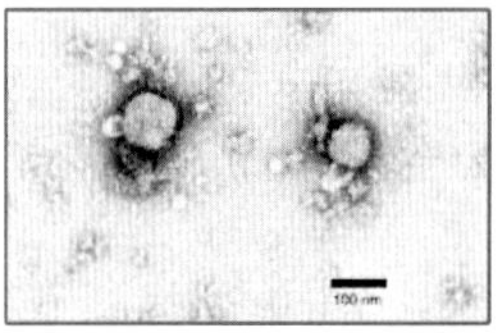

- 위 험 군 : 제 3위험군
- 국내범주 : –
- 특 성 : Arenaviridae과, 단일가닥, (+)RNA 바이러스, 원형, 계란형 등 다형태, 외피 있음

병원성 및 감염증상

- 잠복기 : 약 8~13일, 수막염 증상(meningeal symptoms)이 나타나기까지 15~21일 걸림
- 림프구성 맥락수막염(Lymphocytic choriomeningitis)를 유발함
- 그 외에도 관절통과 발열을 동반하는 감기 유사 증상이 흔하게 나타남
- 감염된 사람의 약 25%에서 중추신경계 감염이 진단되고, 뇌막염 증세는 아급성 혹은 여러 달 동안 지속적으로 나타남
- 대부분 후유증 없이 회복하며, 출생 후 감염되었을 경우에는 보통 심각한 증세를 보이지 않음. 치사율은 1% 미만임
- 선천적으로 감염되었을 경우에는 유아기 때 치사율이 35%이며, 회복환자의 2/3정도가 소두증, 정신지체, 뇌성마비, 발작, 시력장애와 같은 후유증이 나타남

치료 및 백신

- 치 료 : 대증요법, in vitro에서 ribavirin에 감수성이 있음
- 백 신 : –

실험실 생물안전정보

● 감염위해요소

• 감염경로

– 일반 감염경로 : 감염된 동물에 물리거나, 감염된 동물의 분비물, 배변, 타액 등에 직접 접촉, 피부상처 또는 점막을 통한 감염, 에어로졸을 통한 흡입감염, 오염된 음식 섭취, 장기이식으로 인한 감염, 태아로 수직감염

– 실험자 감염경로 : 오염된 실험실 및 배양액 등 감염성 물질에 직접적 또는 간접적으로 피부 및 점막에 접촉, 날카로운 물질에 찔림, 배양 등 감염성 물질 조작과정 중 발생한 에어로졸 흡입, 특히 쥐, 햄스터 등 실험동물에 의한 감염사례가 많은 것으로 알려짐

• 감염량 : –

• 숙주 : 사람, 쥐, 햄스터, 기니피그, 토끼, 원숭이, 개, 닭

• 실험실 획득감염 :

– 국외에 1973년에서 1975년 사이 감염된 햄스터를 취급한 실험종사자 3명 감염 사례를 포함하여 1978년까지 76건 보고됨(Material Safety Data Sheets, CANADA, 2011-9-08)

– 미국 암 연구 기관의 한 종사자가 Lymphocytic chroiomeningitis에 감염되어, 연구 기관 종사자를 대상으로 감염 조사를 함. 그 결과, 전체의 10%에 해당하는 종사자가 항체를 보유하고 있었음(Lymphocytic choriomeningitis outbreak associated with nude mice in a research institute, MANA 1992 Aug 19 ; 268(7) : 874)

● 생물안전밀폐등급

• **BL2 권장** : 감염이 의심되거나 감염된 환자의 체액 취급 실험, laboratory-adapted strian 세포 계대 배양

• **BL3 권장** : 에어로졸 발생 가능 조작, 고농도 배양, 감염된 종양 등 임상검체 취급 실험, 사람외 영장류에게 아주 치명적인 바이러스 취급 실험 등

• **ABL2 권장** : mouse brain-passaged strain을 이용한 adult mice 감염 실험

• **ABL3 권장** : 햄스터 감염실험 및 감염동물 해부 등

- 개인보호장비 : 반드시 앞트임이 없는 실험복과 장갑, 호흡보호장비 착용, 배양액 및 감염성 물질이 튈 우려가 있을 경우 호흡장비가 장착된 안면보호장비 착용, 배양액 취급 및 에어로졸 발생 가능한 조작은 생물안전작업대 내에서 수행. 주사바늘 및 뾰족한 실험도구 사용 자제
- 소독 및 불활성화 : bleach(sodium hypochlorite) 및 일반 가정용 세제, 55℃에서 20분 이상 가열, 121℃에서 15분 이상 고압증기멸균, 자외선 조사
- **숙주 외 환경저항성** : 숙주 밖에서 빠르게 불활성화 됨. 4~10℃에서 50% glycerine과 0.85% saline에 보존할 경우 206일 이상 감염성이 있음
- **폐기물 처리** : 감염성 물질을 취급한 모든 폐기물은 고압증기멸균 등의 처리 후 의료폐기물로 처리

2 Hantaan virus, Sin Nombre virus

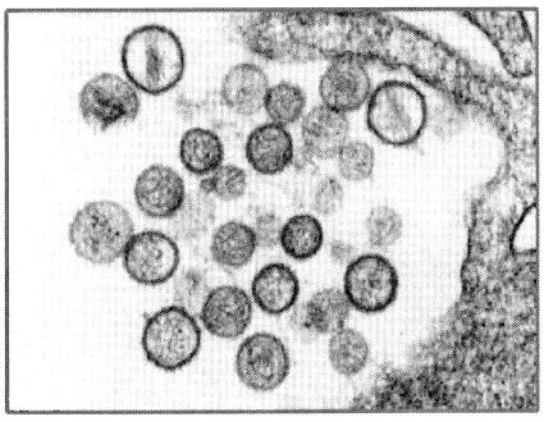

- 위 험 군 : 제 3위험군
- 국내범주 : 전략물자통제병원체
- 특 성 : Bunyaviridae과, Hantavirus속, 단일가닥, (-)RNA 바이러스, 구형, 피막 있음

병원성 및 감염증상

- 잠복기 : 평균 2~3주
- Hantavirus는 신장염을 동반하는 급성출혈성 질환인 신증후군출혈열(Haemorrhagic fever with renal syndrome, HFRS)과 한타바이러스 폐증후군(Hantavirus pulmonary syndrome)을 유발함
- Hantaan virus는 신장질환, Sin Nombre virus는 폐질환의 특성을 보임
- 신증후군출혈열은 임상증상, 검사소견 및 병태생리학적 변화로 발열기, 저혈압기, 빈뇨기, 다뇨기, 회복기와 같이 다섯 병기로 구분됨
- 폐증후군은 짧은 기간 동안 발열, 두통, 피로감, 기침 등의 증상을 보이며, 특히 호흡곤란과 같은 전구증상 후 나타나는 급성 비심장성의 폐수종과 쇼크로 인하여 사망할 수 있음
- 치사율은 Hantaan virus가 5~15%, Sin Nombre virus가 50%임

치료 및 백신

- 치 료 : 보존적인 치료(투석, 혈소판 수혈 등)
- 백 신 : 사균백신 접종 가능

실험실 생물안전정보

- 감염위해요소
  - **감염경로**
    - 일반 감염경로 : 주로 감염된 설치류 배설물로 인하여 발생한 에어로졸을 흡입, 감염된 설치류에 물릴 경우, 오염된 음식 섭취, 점막 및 상처에 직접 접촉
    - 실험자 감염경로 : 오염된 실험실 및 배양액 등 감염성 물질 취급 시 발생한 에어로졸 흡입
  - **감염량** : -
  - **숙주** : 사람, 여러 종의 설치류
  - **실험실 획득감염** :
    - 1971~1979년 국내 대학교 바이러스 연구실에서 9명의 연구자가 감염됨. 모든 감염자는 야생 설치류를 잡거나, 야생 설치류 및 실험동물 감염실험 중 에어로졸 흡입으로 감염됨(Laboratory-acquired infections with Hantaan virus, the etiologic agent of Korean hemorrhagic fever, j Infect Dis. 1982 Nov ; 146(5) : 645-51)
    - 1994년 국외 실험실에서 연구자가 바이러스 배양 실험을 반복하고 농축된 바이러스를 원심분리하는 중 4명이 감염됨(Laboratory Management of Agents Associated with Hantavirus Pulmonary Syndrome : Interim Biosafety Guidelines, MMWR May13, 1994/43(RR-7) ; 1-7)
- 생물안전밀폐등급
  - **BL2 권장** : 임상검체(혈청, 체액 등) 실험, 분자생물학적, 혈청학적 검사
  - **BL3 권장** : 균배양 등 병원체를 직접 취급하는 실험
  - **ABL2 권장** : 실험적으로 감염시킨 설치류 보관, 감염된 설치류의 혈청 및 조직 검체 취급 시(※단, BL3에 준하는 생물안전운영 규정 준수)
  - **ABL4 권장** : 설치류 만성감염 실험 및 감염동물 해부 등
- 개인보호장비 : 평상복을 완전히 덮는 전신보호복과 장갑 착용, 배양액 및 감염성 물질 취급 시 호흡보호장비 착용, 배양액 취급 및 에어로졸 발생 가능한 조작은 생물안전작업대 내에서 수행. 주사바늘 및 뾰족한 실험도구 사용 자제

• **소독 및 불활성화** : 대부분의 소독제에 감수성 있음. 희석된 hypochlorite solution, phenolics, 가정용 세제, 70% alcohol, 121℃에서 15분 이상 고압증기멸균

• **숙주 외 환경저항성** : 침구에서 12~15일, 37℃ 중성용액에서 수시간, 낮은 온도에서 수 일, 건조된 세포 배양용 배지에서 2일까지 생존 가능

• **폐기물 처리** : 감염성 물질을 취급한 모든 폐기물은 고압증기멸균 등의 처리 후 의료폐기물로 처리

3 Rift Valley fever virus

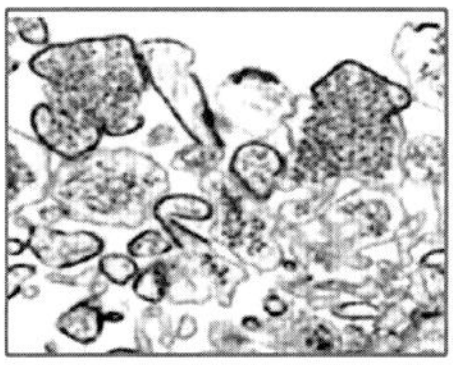

- 위 험 군 : 제 3위험군
- 국내범주 : 고위험병원체, 생물작용제, 전략물자통제병원체
- 특 성 : Bunyaviridae과, 단일가닥, (-)RNA 바이러스, 피막 있음

병원성 및 감염증상

- 잠복기 : 2~6일
- Rift Valley fever를 유발함
- 일반적으로 증상이 경미하여 발열, 현기증, 극심한 체중감소 등을 나타나고 2~7일 이내 회복됨. 심한 경우 쇼크와 출혈 안질환, 뇌염으로 인한 두통, 혼수상태 등으로 나타남
- 감염자의 1~10%는 망막염증으로 시력을 상실하는 것으로 알려져 있으며, 감염된 가축의 경우 100%의 유산율을 보임
- 치사율은 전체 감염자의 1%이며, 출혈열 증상 환자의 50%임

치료 및 백신

- 치 료 : 특별한 치료법이 개발되지 않음. 원숭이 등 동물실험에서는 rivavirin이 바이러스 증식을 억제하는 것으로 입증되었으나, 임상적 유효성은 아직 입증되지 않음
- 백 신 : 포르말린 처리한 사균백신 TSI-GSD200, 약독화된 온도 감수성 돌연변이주 (temperature-sensitive mutant) MP-12

실험실 생물안전정보

- 감염위해요소
  - **감염경로**
    - **일반 감염경로** : 감염된 모기나, 흡혈곤충에 물리거나, 감염된 동물의 혈액이나 체액, 장기에 접촉, 감염된 동물의 우유를 가공하지 않고 섭취
    - **실험자 감염경로** : 오염된 실험실 및 배양액 등 감염성 물질에 직접적 또는 간접적으로 피부 및 점막에 접촉, 날카로운 물질에 찔림, 감염성 물질에 오염된 음식물 섭취
  - **감염량** : 정확한 양이 알려지지 않았으나 1~10개체로 감염된다는 보고가 있음
  - **숙주** : 사람, 소, 버펄로, 양, 염소, 낙타 등의 가축
  - **실험실 획득감염** :
    - 감염된 동물의 조직 취급 중 발생한 에어로졸로 인한 감염사례(Disease Strategy Rift Valley fever virus, Agriculture and Resource Management Council of Australia and Newzealand, 1996)
    - 그 외 국외 다수 실험실획득감염사례가 보고되었음(OZinga virus : A strain of Rift Valley Fever virus, MMWR Feb 25,1983/32(7) ; 90-2)
- 생물안전밀폐등급
  - **BL3 권장** : 임상검체 실험, 진단 실험, 바이러스 배양 실험 등
  - **ABL3 권장** : 동물 감염실험 및 감염동물 해부 등
- 개인보호장비 : 평상복을 완전히 덮는 전신보호복과 장갑 착용, 배양액 및 감염성 물질이 튈 우려가 있을 경우 안면보호장비 및 호흡보호장비 착용, 배양액 취급 및 에어로졸 발생 가능한 조작은 생물안전작업대 내에서 수행. 주사바늘 및 뾰족한 실험도구 사용 자제
- 소독 및 불활성화 : 1% sodium hypochlorite, 2% glutaraldehyde, 70% ethanol, 10% formaldehyde, 121℃에서 15분 이상 고압증기멸균, 160~170℃에서 1시간 이상 건열멸균
  - **숙주 외 환경저항성** : 4℃에 보관된 중성 또는 알칼리성 혈청에서는 4개월 동안 감염력을 유지할 수 있음
  - **폐기물 처리** : 감염성 물질을 취급한 모든 폐기물은 고압증기멸균 등의 처리 후 의료폐기물로 처리

4 SFTS virus
(Severe Fever Thrombocytopenia Syndrome virus)

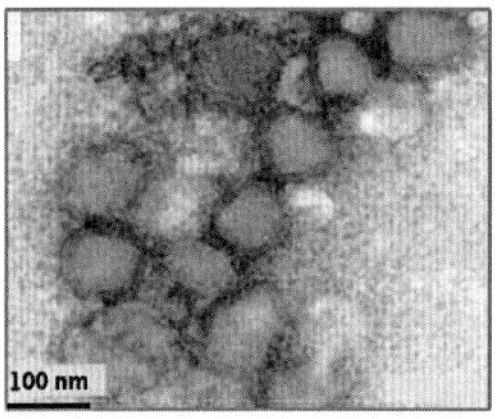

- 위 험 군 : 제 3위험군
- 국내범주 : -
- 특　　성 : Bunyaviridae과, 단일가닥, (-)RNA 바이러스, 구형, 피막 있음

병원성 및 감염증상

- 잠복기 : 6~14일
- 중증열성혈소판감소증후군(SFTS)을 유발함
- 초기에는 특이적인 증상은 없으나, 다발성 장기부전을 동반하여 심각한 증세로 급속히 발전함. 고열, 소화기장애(식욕부진, 메스꺼움, 구토, 설사), 근육통, 림프절 부어오름, 출혈 증상이 나타나며, 혈소판감소증, 백혈구감소증, 단백뇨, 혈뇨증 동반
- 신증후군출혈열, 렙토스피라증 또는 쯔쯔가무시증과 임상증상이 유사하므로 감별진단이 필요함
- 치사율은 중국에서 12%(2012년 기준), 국내에서 47%(2013년 기준)

치료 및 백신

- 치 료 : 특이 항바이러스제는 없으나, 내과적 대증치료
- 백 신 : 현재 유효한 백신 없음

실험실 생물안전정보

- 감염위해요소
  - **감염경로**
    - 일반 감염경로 : 주로 감염된 진드기에 물려서 감염됨. 일부 감염된 사람의 혈액에 노출되는 경우 등으로 인하여 사람 간 전파가능성이 보고된 바 있음
    - 실험자 감염경로 : 감염자 혈액 등 검체, 배양액 등 감염성 물질이 직접적 또는 간접적으로 피부 및 점막에 접촉, 날카로운 물질에 찔림
  - **감염량** : –
  - **숙주** : 사람, 염소, 양, 소, 돼지, 원숭이, 개, 사슴, 고양이, 쥐 등 포유류
  - **실험실 획득감염** : –
- 생물안전밀폐등급
  - **BL2 권장** : 분자생물학적, 혈청학적 검사
  - **BL3 권장** : 균배양 등 병원체를 직접 취급하는 실험
  - **ABL3 권장** : 동물 감염실험 및 감염동물 해부 등
- 개인보호장비 : 평상복을 완전히 덮는 전신보호복과 장갑 착용, 바이러스 분리, 배양 용해 등 직접 취급하는 실험은 반드시 생물안전작업대 내에서 수행. 주사바늘 및 뾰족한 실험도구 사용 자제
- 소독 및 불활성화 : 일반적인 바이러스 살균제 사용, 70% ethanol, 121℃에서 15분 이상 고압증기멸균
  - **숙주 외 환경저항성** : 건조 환경에서 급속히 불활성화 되며 실온에서 24시간 방치 시 감염력 상실
  - **폐기물 처리** : 감염성 물질을 취급한 모든 폐기물은 고압증기멸균 등의 처리 후 의료폐기물로 처리

5 Other Bunyaviridae

(Akabane virus, Dugbe virus, Estero Real virus, Fort Sherman virus, Germiston virus, Kairi virus, Nairobi sheep disease virus, Oropouche virus, Shokwe virus, Thiafora virus)

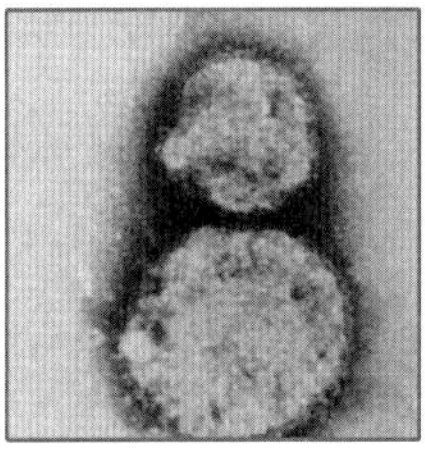

- 위 험 군 : 제 3위험군
- 국내범주 : –
- 특 성 : Bunyaviridae과, (–)RNA 바이러스, 구형, 피막 있음

병원성 및 감염증상

- 잠복기 : Oropouche virus는 일반적으로 3~8일, 최대 12일
- Bunyaviridae과에 의한 질병은 대부분 1~4일간 스스로 회복할 수 있는 발열증상이 있으며, 두통, 근육통, 메스꺼움, 결막충혈, 무기력함 등의 증상을 동반함
  - Oropouche virus : 열성 질환 유발, 열, 오한, 두통, 근육통, 관절통 등의 증상이 있으며, 주로 스스로 회복됨
  - Fort Sherman virus : 열성질환, 발열, 불안, 근육통, 인후염
  - Germiston virus : 고열, 두통, 요천추(lumbosacral) 통증, 힘이 없음, 정신혼란, 발진
- Nairobi sheep disease virus, Akabane virus는 사람질병을 유발하지 않음. Kairi virus는 사람에서 항체를 발견한 적은 있으나 질병을 유발하진 않음
- Shokwe virus 경우 1건의 사람 감염사례 보고가 있으며, Germiston virus는 자연환경으로부터 사람에게 감염된 사례 1건 및 실험실 감염 사례 2건이 보고됨

치료 및 백신

- 치 료 : 증상에 따른 해열제, 진통제 투여, 항바이러스제 사용
- 백 신 : –

실험실 생물안전정보

- 감염위해요소
  - 감염경로
    - 일반 감염경로 : 주로 감염된 깔따구, 진드기, 모기 등 감염된 절지동물에 물리거나, 도살장 등에서 감염된 동물 혈액 등에 직접접촉 및 취급 중 발생하는 에어로졸 흡입
    - 실험자 감염경로 : 오염된 실험실 및 배양액 등 감염성 물질에 직접적 또는 간접적으로 피부 및 점막에 접촉, 날카로운 물질에 찔림
  - 감염량 : –
  - 숙주 : 사람, 들쥐, 양, 소, 가축, 영장류, 야생조류 등
  - 실험실 획득감염 :
    - Oropouche virus: 국외에서 두 명의 여성 종사자가 실험실 획득 감염된 사례가 있음 (OROPOUCHE VIRUS, American Society of Tropical Medicine and Hygiene, 30(1), 1981, 149–160)
    - Germiston virus: 국외 두 명의 실험실 종사자가 실험실 획득 감염되어 각 1일, 6일 병증을 지속하다가 회복한 사례 있음(Isolation of Germiston virus, a hitherto unknown agent, from culicine mosquitoes, and a report of infection in two laboratory worker, Am Trop Med Hyg 1960 ; 9 : 62–69)
- 생물안전밀폐등급
  - BL2 권장 : 분자생물학적, 혈청학적 검사
  - BL3 권장 : 균배양 등 병원체를 직접 취급하는 실험
  - ABL3 권장 : 동물 감염실험 및 감염동물 해부 등
- 개인보호장비 : 반드시 실험복과 장갑 착용, 배양액 및 감염성 물질이 튈 우려가 있을 경우 안면보호장비 착용, 배양액 취급 및 에어로졸 발생 가능한 조작은 생물안전작업대 내에서 수행. 주사바늘 및 뾰족한 실험도구 사용 자제
- 소독 및 불활성화 : 1% sodium hypochlorite, 2% glutaraldehyde, 70% ethanol, formaldehyde, 121℃에서 15분 이상 고압증기멸균
  - 숙주 외 환경저항성 : –
  - 폐기물 처리 : 감염성 물질을 취급한 모든 폐기물은 고압증기멸균 등의 처리 후 의료폐기물로 처리

6 MERS-CoV
(Middle East Respiratory Syndrome Coronavirus)

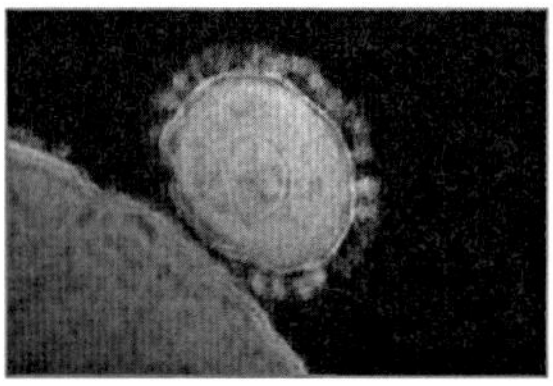

- 위 험 군 : 제 3위험군
- 국내범주 : -
- 특 성 : Coronaviridae과, 단일가닥, (+)RNA 바이러스, 피막 있음

병원성 및 감염증상

- 잠복기 : 추정잠복기 5일(2~14일)
- 가벼운 병증의 환자도 있었으나 대부분의 경우 병원치료가 필요한 중증 환자이었음
- 중동 호흡기 증후군(MERS)을 유발함
- 고열(〉38℃), 기침, 숨가쁨 등의 증상과 함께 중증급성호흡기질환(Severe Acute Respiratory Illness, SARI)이 나타나며 신부전을 동반함. 급성호흡곤란증후군(Acute respiratory distress syndrome, ARDS)을 동반한 다발성 장기부전, 중증 폐렴증상, 심막염, 설사 및 위장장애 유발
- 치사율은 약 40%정도로 높은 편임

치료 및 백신

- 치 료 : 특이 항바이러스제는 없으며, 환자 상태에 따른 대증치료
- 백 신 : 현재 유효한 백신 없음

실험실 생물안전정보

- 감염위해요소
  - **감염경로**
    - 일반 감염경로 : 사람으로의 감염경로에 대한 정확한 정보 없음. 사람 간 전파는 정확한 경로가 확인되지 않았으나 밀접한 접촉을 통하여 가능함. 특히 병원 내 감염(동일 병실의 프랑스 환자 및 환자를 치료한 사우디아라비아 의료진 감염사례) 및 가족 간 감염이 확인되어 비말 감염 및 직접 접촉에 의한 감염 가능성이 대두됨
    - 실험자 감염경로 : 감염자 혈액 등 검체, 배양액 등 감염성 물질이 직접적 또는 간접적 접촉, 감염성 물질 조작과정 중 발생한 에어로졸 흡입
  - **감염량** : –
  - **숙주** : 사람, 낙타(낙타에서 사람 분리주와 유전자 염기서열이 밀접한 연관이 있음을 밝혀짐), 돼지, 원숭이, 박쥐 등 실험동물에 대한 감염이 확인됨
  - **실험실 획득감염** : –
- 생물안전밀폐등급
  - **BL2 권장** : 분자생물학적, 혈청학적 검사
  - **BL3 권장** : 균배양 등 병원체를 직접 취급하는 실험
  - **ABL3 권장** : 동물 감염실험 및 감염동물 해부 등
- 개인보호장비 : 평상복을 완전히 덮는 전신보호복과 장갑 착용, 에어로졸 발생이 우려되는 경우 호흡보호장비 착용. 바이러스 분리, 배양 용해 등 직접 취급하는 실험은 반드시 생물안전작업대 내에서 수행
- 소독 및 불활성화 : 1% sodium hypochlorite, 70% ethanol, 2% glutaraldehyde, 10% paraformaldehyde, ice-cold acetone:methanol(40:60) mixture을 이용하여 10~30분 처리, 일반적인 바이러스 살균제 사용, 121℃에서 15분 이상 고압증기멸균
  - **숙주 외 환경저항성** : –
  - **폐기물 처리** : 감염성 물질을 취급한 모든 폐기물은 고압증기멸균 등의 처리 후 의료폐기물로 처리

7 SARS-CoV
(Severe Acute Respiratory Syndrome Coronavirus)

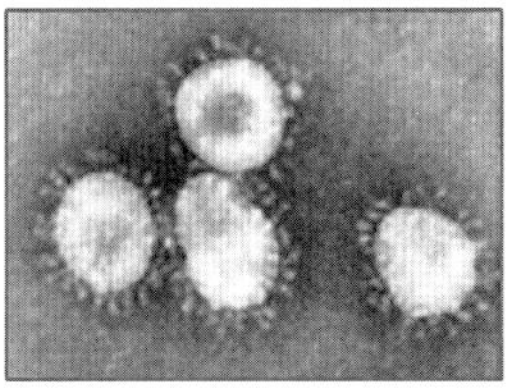

- 위 험 군 : 제 3위험군
- 국내범주 : 고위험병원체, 생물작용제, 전략물자통제병원체
- 특 성 : Coronaviridae과, 단일가닥, (+)RNA 바이러스, 피막 있음, 왕관모양

병원성 및 감염증상

- 잠복기 : 일반적으로 2~5일(평균 5일), 최대 14일
- 중증 급성 호흡기 증후군(SARS)을 유발함
- 감염되면 주로 발열이 첫 증상이며, 초기에는 일반적으로 감기와 비슷한 증상으로 고열, 혼수, 근육통, 위통 등을 보임. 증상감염자의 10~20% 에서 설사증상이 나타나고 2~7일 후에 마른 헛기침을 하며, 흉부방사선 이상소견이 60~100%에서 나타남
- 0~30% 환자는 경과 중에 악화되어 중환자실에서 치료를 받게 되며, 이중 대부분이 인공호흡기 치료가 필요함
- 사망률은 약 15%임

치료 및 백신

- 치 료 : 항바이러스제는 없으며, 환자 상태에 따른 대증치료
- 백 신 : 현재 유효한 백신 없음

실험실 생물안전정보

- 감염위해요소
  - 감염경로
    - 일반 감염경로 : 주로 호흡기로 감염됨. 감염자와의 밀접한 접촉이나 감염자의 인체 분비액이 입, 눈에 직접 또는 간접적으로 접촉되는 경우 감염됨
    - 실험자 감염경로 : 오염된 실험실 및 배양액 등 감염성 물질에 직접적 또는 간접적으로 피부 및 점막에 접촉, 날카로운 물질에 찔림, 배양 등 감염성 물질 조작과정 중 발생한 에어로졸 흡입
  - 감염량 : –
  - 숙주 : 사람, Himalayan palm civets(*Paguma larvata*), 너구리(*Nyctereutes procyonoides*), 중국족제비오소리(*Melogale moschata*), 개, 돼지 등
  - 실험실 획득감염 :
    - 2003년 9월 싱가포르 바이러스 실험실에서 바이러스 배양 중 두 명의 실험자가 감염됨(Recent Singapore SARS case a laboratory accident, Lancet Infec Dis. 2003 Nov ; 3(11) : 679)
    - 2003년 12월 대만에서도 감염사고가 발생하여 실험자 한 명이 감염됨(Second Lab Accident Fuels Fears About SARS, Science 2 Janunary 2004)
    - 2004년 4월 중국 국립바이러스연구소의 연구원으로부터 가족으로 전파되어 3명의 환자가 발생하고, 1명이 사망함(SARS Update–May19, 2004, CDC)
- 생물안전밀폐등급
  - BL2 권장 : 병리학적 검사(pathologic examination), formalin–fixed 또는 불활성화된 조직 취급 실험, 추출된 핵산을 이용한 분자생물학적 분석, glutaraldehyde–fixed grid를 이용한 전자현미경 연구 등(※ 단, BL3에 준하는 생물안전운영 규정 준수)
  - BL3 권장 : 세포배양, 검체 배양을 통한 바이러스 특성감별 검사 등 병원체를 직접 취급하는 실험
  - ABL3 권장 : 동물 감염실험 및 감염동물 해부 등
- 개인보호장비 : 반드시 앞트임이 없는 실험복과 장갑, 호흡보호장비 착용(BL3에서 취급할 경우 N95 이상 호흡보호장비 착용). 대량 배양 및 감염성 물질이 튈 우려가 있을 경우에는 호흡보호장비가 장착된 안면보호장비 착용. 모든 감염 가능성이 있는 물질을 다루는 실험은 생물안전작업대에서 실험 수행. 주사바늘 및 뾰족한 실험도구의 사용 자제

- **소독 및 불활성화** : 가정용 표백제에 5분 처리, ice-cold acetone/methanol mixture(40 : 60), 2% glutaraldehyde, 60℃에서 30분 가열, 121℃에서 15분 이상 고압증기멸균, 자외선 조사
- **숙주 외 환경저항성** : 대변에서 4일, 호흡기분비물에서 실온에서 7일, 희석하지 않은 소변과 사람 혈청에서 실온에서 7일, 현탁액에서 9일, 물과 토양에서 60일, 유리와 금속과 같은 딱딱한 표면에서 1일 이상, 건조한 환경에서 6일간 생존 가능
- **폐기물 처리** : 감염성 물질을 취급한 모든 폐기물은 고압증기멸균 등의 처리 후 의료폐기물로 처리

8 Murray Valley encephalitis virus

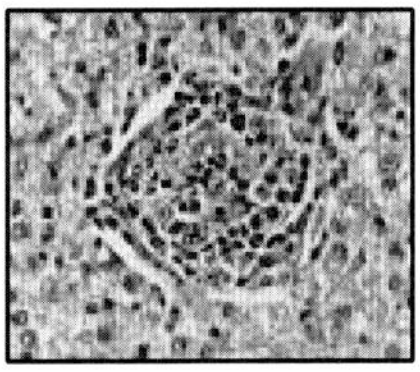

- 위 험 군 : 제 3위험군
- 국내범주 : –
- 특　　성 : Flaviviridae과, 단일가닥, (+)RNA 바이러스, 피막 있음, 구형

병원성 및 감염증상

- 잠복기 : 5~28일
- 감염된 사람의 대부분이 무증상이며, 몇몇 사람들은 열, 두통, 메스꺼움, 근육통, 구토, 피로감을 느낌
- 감염된 환자의 20%가 사망하고 50%가 소뇌 및 추체외로계(extrapyramidal system) 운동장애 및 두개골 마비 등의 신경학 및 정신학적 합병증이 지속됨

치료 및 백신

- 치 료 : 항바이러스제는 없으며, 증상에 따른 대증치료
- 백 신 : 현재 유효한 백신 없음

실험실 생물안전정보

- 감염위해요소
  - **감염경로**
    - 일반 감염경로 : 감염된 모기에 물리는 경우 감염, 에어로졸 전파 가능(Flavivirus는 에어로졸을 통한 전파가 증명됨)
    - 실험자 감염경로 : 오염된 실험실 및 배양액 등 감염성 물질에 직접적 또는 간접적으로 피부 및 점막에 접촉, 날카로운 물질에 찔림, 배양 등 감염성 물질 조작과정 중 발생한 에어로졸 흡입
  - **감염량** : –
  - **숙주** : 사람, 모기, 왜가리, 펠리컨, 소, 말, 유대목 동물, 원숭이, 양, 야생돼지, 쥐, 햄스터
  - **실험실 획득감염** : 3건의 보고사례 있음(Laboratory Safety Principles and Practices, 2end ed. 1995)
- 생물안전밀폐등급
  - **BL2 권장** : 임상검체 실험, 분자생물학적, 혈청학적 검사
  - **BL3 권장** : 바이러스 배양 등 병원체를 직접 취급하는 실험
  - **ABL2 권장** : 수집한 mosquito pools 처리 과정(※단, BL3에 준하는 생물안전운영 규정 준수)
  - **ABL3 권장** : 감염동물 취급 실험, 매개체 실험
- 개인보호장비 : 평상복을 다 덮는 실험복과 장갑 착용, 감염성 물질이 튈 우려가 있을 경우에는 눈보호장비 및 호흡보호장비가 장착된 안면보호장비 착용. 모든 감염 가능성이 있는 물질을 다루는 실험은 생물안전작업대에서 실험 수행. 주사바늘 및 뾰족한 실험도구의 사용 자제
- 소독 및 불활성화 : 1% sodium hypochlorite, 2% glutaraldehyde, 4% formaldehyde, 70% ethanol or propanol, 2~5% phenol compounds, 2% peracetic acid, 0.16% iodine, 3~6% hydrogen peroxide, 56℃에서 30분 가열, 121° C에서 15분 이상 고압증기멸균, 자외선 조사
  - **숙주 외 환경저항성** : –
  - **폐기물 처리** : 감염성 물질을 취급한 모든 폐기물은 고압증기멸균 등의 처리 후 의료폐기물로 처리

9 Powassan virus

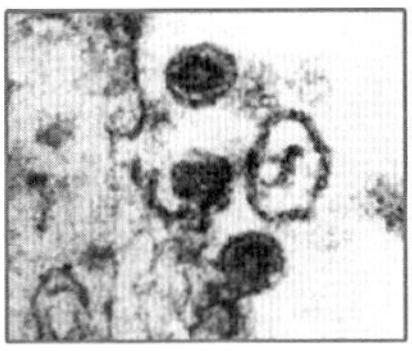

- 위 험 군 : 제 3위험군
- 국내범주 : –
- 특 성 : Flaviviridae과, 단일가닥, (+)RNA 바이러스, 피막 있음

병원성 및 감염증상

- 잠복기 : 보통 7~14일
- Powassan virus 감염은 드물게 발생함(미국에서 10년간 50건 보고됨)
- 무증상 또는 열, 두통 정도의 가벼운 증상이 나타나는 반면, 지각마비, 방향감각 상실, 발작, 경련성 마비, 혼수상태 등 심각한 증상이 나타나기도 함
- 치사율은 0.3~60%임(Arbovirus 중 치사율이 높은 편임)

치료 및 백신

- 치 료 : 항바이러스제는 없으며, 증상에 따른 대증치료
- 백 신 : 현재 유효한 백신 없음

실험실 생물안전정보

- 감염위해요소
  - 감염경로
    - 일반 감염경로 : 감염된 진드기(*Ixodes cookei, I. marixi, I. spinipalpus*)에 물리는 경우 감염, 감염된 동물에서 나온 우유를 가공하지 않고 섭취할 경우 감염 가능
    - 실험자 감염경로 : 오염된 실험실 및 배양액 등 감염성 물질에 직접적 또는 간접적으로 피부 및 점막에 접촉, 오염된 날카로운 물질에 찔림
  - **감염량** : –
  - **숙주** : 사람, 마멋(woodchuck), 눈신토끼(snowshoe hare), 코요테, 여우, 너구리, 스컹크
  - **실험실 획득감염** : 2건의 실험실 획득감염사례가 있으며, 심한 후유증이 나타남(Material Safety Data Sheets, Canada, 2011-2-18)
- 생물안전밀폐등급
  - **BL2 권장** : 분자생물학적, 혈청학적 검사
  - **BL3 권장** : 균배양 등 병원체를 직접 취급하는 실험
  - **ABL3 권장** : 동물 감염실험 및 감염동물 해부 등
- 개인보호장비 : 평상복을 다 덮는 실험복과 장갑 착용. 감염성 물질이 튈 우려가 있을 경우에는 눈보호장비 및 안면보호장비 착용. 모든 감염 가능성이 있는 물질을 다루는 실험은 생물안전작업대에서 실험 수행. 주사바늘 및 뾰족한 실험도구의 사용 자제
- 소독 및 불활성화 : 1% sodium hypochlorite, 2% glutaraldehyde, formaldehyde, 70% ethanol, 50~60℃에서 30분 이상 가열, 121℃에서 15분 이상 고압증기멸균
  - **숙주 외 환경저항성** : 숙주 밖에서 생존 못함
  - **폐기물 처리** : 감염성 물질을 취급한 모든 폐기물은 고압증기멸균 등의 처리 후 의료폐기물로 처리

10 St. Louis encephalitis virus

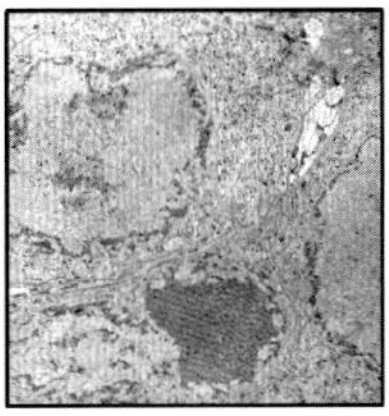

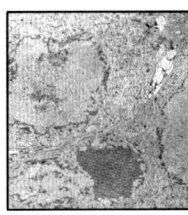

- 위 험 군 : 제 3위험군
- 국내범주 : –
- 특　　성 : Flaviviridae과, 20면체, 단일가닥, (+)RNA 바이러스, 피막 있음

병원성 및 감염증상

- 잠복기 : 4~21일
- 대부분이 무증상 또는 단기간 불안감 등의 가벼운 증상을 나타남. 감염 후 증상은 급성으로 나타나며 스스로 회복함
- 감염 시 뇌염, 수막뇌염, 뇌척수염, 의식장애, 신경학적 기능장애, 무균성 수막염, 고열, 두통, 근육통, 메스꺼움, 구토, 요로감염을 유발
- 치사율은 5~20%이며, 급성질환의 경우 30~50%까지 이를 수 있음

치료 및 백신

- 치 료 : 항바이러스제는 없으며, 증상에 따른 대증치료
- 백 신 : 현재 유효한 백신 없음

실험실 생물안전정보

- 감염위해요소
  - **감염경로**
    - 일반 감염경로 : 감염된 모기(*Culex pipiens, C. quinquefasciatus, C. nigripalpus, C. tarsalis*)에 물리는 경우 감염됨
    - 실험자 감염경로 : 오염된 실험실 및 배양액 등 감염성 물질에 직접적 또는 간접적으로 피부 및 점막에 접촉, 오염된 날카로운 물질에 찔림
  - **감염량** : –
  - **숙주** : 사람, 박쥐, 야생 새, 가금 새, 범고래, 설치류, 포유동물
  - **실험실 획득감염** : 1950년에 피부를 통한 실험실 획득감염이 1건 보고되었고, 미국에서 1979년 조사를 통하여 에어로졸 이외의 감염경로로 3건 보고됨(Material Safety Data Sheets, Canada, September 2010)
- 생물안전밀폐등급
  - **BL2 권장** : 임상검체 실험, 분자생물학적, 혈청학적 검사
  - **BL3 권장** : 바이러스 배양 등 병원체를 직접 취급하는 실험
  - **ABL2 권장** : 수집한 mosquito pools 처리 과정
    (※단, BL3에 준하는 생물안전운영 규정 준수)
  - **ABL3 권장** : 감염동물 취급 실험, 매개체 실험
- 개인보호장비 : 평상복을 다 덮는 실험복과 장갑 착용. 감염성 물질이 튈 우려가 있을 경우에는 눈보호장비 및 안면보호장비 착용. 모든 감염 가능성이 있는 물질을 다루는 실험은 생물안전작업대에서 실험 수행. 주사바늘 및 뾰족한 실험도구의 사용 자제
- 소독 및 불활성화 : 3~8% formaldehyde, 2% glutaraldehyde, 2~3% hydrogen peroxide, 500~5,000ppm chlorine, alcohol, 1% iodine, phenol iodophors, 56℃에서 30분 이상 가열, 자외선, 감마선 조사
  - **숙주 외 환경저항성** : 실온, 습도 23~80% 환경에서 에어로졸 형태로 6시간 이상, 실온에서 동결 건조된 형태로 무기한 생존 가능
  - **폐기물 처리** : 감염성 물질을 취급한 모든 폐기물은 고압증기멸균 등의 처리 후 의료폐기물로 처리

11 West Nile virus

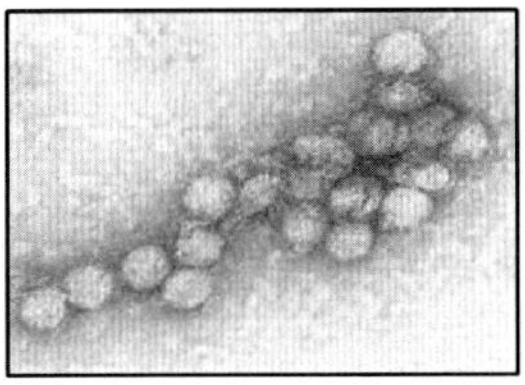

- 위 험 군 : 제 3위험군
- 국내범주 : -
- 특 성 : Flaviviridae과, 20면체, 단일가닥, (+)RNA 바이러스, 피막 있음

병원성 및 감염증상

- 잠복기 : 보통 2~14일, 최대 21일
- 급성 중추신경계질환인 웨스트나일열(West Nile fever)을 유발함
- 대부분이 무증상 또는 가벼운 증상을 보임. 주로 열, 오한, 발진, 두통, 안구통, 요통, 근육통, 불안 등의 증상이 나타남
- 중증감염은 드물게 나타나며, 신경 증상을 동반함. 뇌염이 뇌막염보다 흔하게 나타나며 발열, 위장관 증상, 허약감, 의식수준의 변화, 심한 근육허약, 이완성 마비, 조화운동불능, 시신경염, 뇌신경이상, 다발신경근염, 척수염, 경련 등의 증상을 보일 수 있음
- 치사율은 신경질환이 나타난 환자의 4~14%에 해당함

치료 및 백신

- 치 료 : 대증요법을 이용함. ribavirin, interferon-α-2b를 고용량 투여했을 때 효과가 있다는 실험 보고가 있으나 입증되지 않음
- 백 신 : 현재 유효한 백신 없음

실험실 생물안전정보

- 감염위해요소
  - **감염경로**
    - 일반 감염경로 : 감염된 모기에 물리는 경우 감염됨. 수혈, 장기이식, 수직감염 가능
    - 실험자 감염경로 : 오염된 실험실 및 배양액 등 감염성 물질에 직접적 또는 간접적으로 피부 및 점막에 접촉, 오염된 날카로운 물질에 찔림
  - **감염량** : 근육내 감염의 경우 1개체로도 감염 가능
  - **숙주** : 사람, 모기, 진드기, 조류, 말, 악어(*Alligator mississippiensis*), 다람쥐(*Sciurus* spp.), 늪개구리(*Rana ridibunda*), 동부 얼룩다람쥐(*Tamias striatus*), 동부 솜꼬리토끼(*Sylviagus floridanus*), 개, 사슴, 여우, 너구리, 등과 같은 야생 및 가금 포유류와 설치류
  - **실험실 획득감염** : 2002년 8월 미국의 한 실험실에서 동물 해부 실험 중 엄지손가락을 매스에 베였고 그 후 증상이 나타난 사례, 2002년 10월 미국의 한 실험실에서 동물실험 중 오염된 바늘에 찔리는 사고로 실험실 획득감염된 사례가 있음(Laboratory-Acquired West Nile Virus Infections- United State, 2002, MMWR)
- 생물안전밀폐등급
  - **BL2 권장** : 임상검체 실험, 분자생물학적, 혈청학적 검사
  - **BL3 권장** : 바이러스 배양 등 병원체를 직접 취급하는 실험
  - **ABL2 권장** : 수집한 mosquito pools 처리 과정
    (※단, BL3에 준하는 생물안전운영 규정 준수)
  - **ABL3 권장** : 감염동물 취급 실험, 매개체 실험
- 개인보호장비 : 평상복을 다 덮는 실험복과 장갑 착용. 감염성 물질이 튈 우려가 있을 경우에는 눈보호장비 및 안면보호장비 착용. 모든 감염 가능성이 있는 물질을 다루는 실험은 생물안전작업대에서 실험 수행. 주사바늘 및 뾰족한 실험도구의 사용 자제
- 소독 및 불활성화 : 3~8% formaldehyde, 2% glutaraldehyde, 2~3% hydrogen peroxide, 500~5,000ppm chlorine, alcohol, 1% iodine, phenol iodophorsnol, 50~60℃에서 30분 이상 가열, 자외선, 감마선 조사
  - **숙주 외 환경저항성** : 낮은 온도에서 감염성을 유지하며, -60℃ 이하에서 가장 안정적임
  - **폐기물 처리** : 감염성 물질을 취급한 모든 폐기물은 고압증기멸균 등의 처리 후 의료폐기물로 처리

12 Yellow fever virus

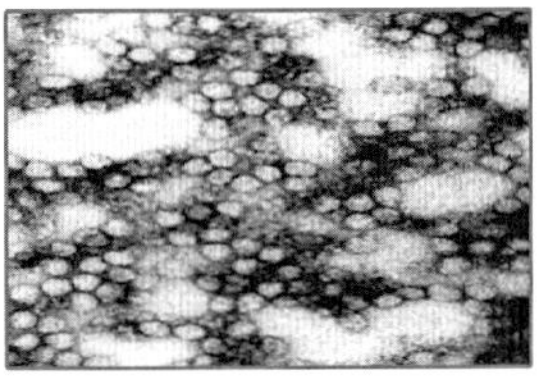

- 위 험 군 : 제 3위험군
- 국내범주 : 고위험병원체, 전략물자통제병원체
- 특　　성 : Flaviviridae과, 구형, 단일가닥, (+)RNA 바이러스, 피막 있음

병원성 및 감염증상

- 잠복기 : 3~6일
- 급성 발열성 질환인 황열(Yellow fever)을 유발함
- 대부분이 가벼운 증상을 보이며, 10~20%에서 전형적인 황열을 보임. 전형적인 황열은 약 3일 동안 발열, 두통, 권태감, 오심, 구토가 지속된 후 1~2일간 증상이 없어졌다가 다시 나타나면서 신부전, 간부전, 황달과 서맥을 동반한 고열이 나타남
- 일반적으로 후유증 없이 회복하나 드물게 부정맥이나 심부전으로 사망
- 중증 황열의 경우 사망률 50%이상, 적절한 치료를 받은 경우에도 5%에 이름

치료 및 백신

- 치 료 : 대증치료
- 백 신 : 백신의 효과는 거의 100%로 10년간 지속됨

실험실 생물안전정보

- 감염위해요소
  - **감염경로**
    - 일반 감염경로 : 감염된 모기에 물리는 경우 감염됨(우리나라는 매개 모기가 없음)
    - 실험자 감염경로 : 오염된 실험실 및 배양액 등 감염성 물질에 직접적 또는 간접적으로 피부 및 점막에 접촉, 오염된 날카로운 물질에 찔림
  - **감염량** : –
  - **숙주** : 사람, 영장류, 고슴도치
  - **실험실 획득감염** : 국외에서 1873년 황열 환자의 피가 섞인 구토물로 실험 하는 중 감염되어 사망하는 사례, 1900년 황열 연구자가 감염된 모기에 물려 감염된 사례, 1927년~1930년 사이에는 9건의 실험실획득감염이 발생하여 그중 6명이 사망하였으며, 정확한 감염경로는 밝혀지지 않았으나 부검, 감염된 원숭이의 혈액 취급, 감염된 모기에 물림으로서 감염된 것으로 추정됨. 1942년 황열 백신 연구 과정 중 감염된 사례도 있음(Laboratory-Associated Infections. Ann. Rev. Microbiol. 1979. 33 : 41–66)
- 생물안전밀폐등급
  - **BL2 권장** : 분자생물학적, 혈청학적 검사
  - **BL3 권장** : 균배양 등 병원체를 직접 취급하는 실험
  - **ABL3 권장** : 동물 감염실험 및 감염동물 해부 등
- 개인보호장비 : 평상복을 다 덮는 실험복과 장갑 착용. 감염성 물질이 튈 우려가 있을 경우에는 눈보호장비 및 안면보호장비 착용. 모든 감염 가능성이 있는 물질을 다루는 실험은 생물안전작업대에서 실험 수행. 주사바늘 및 뾰족한 실험도구의 사용 자제
- 소독 및 불활성화 : 3~8% formaldehyde, 2% glutaraldehyde, 2~3% hydrogen peroxide, 500~5,000ppm chlorine, 1% iodine, 50~60℃에서 30분 가열, UV 또는 감마선 조사, 121℃에서 15분 이상 고압증기멸균
  - **숙주 외 환경저항성** : 4℃ 혈액검체에서 1개월, 0℃의 50% 글리세롤에서 3개월, –70℃에서 수년간, 동결 건조 후 0℃에서 수년간 생존 가능
  - **폐기물 처리** : 감염성 물질을 취급한 모든 폐기물은 고압증기멸균 등의 처리 후 의료폐기물로 처리

13 Other Flaviviridae

(Cacipacore virus, Gadgets Gully virus, Israel turkey meningitis virus, Kedougou virus, Koutango virus, Louping ill virus, Meaban virus, Naranjal virus, Negishi virus, Rocio virus, Sal Vieja virus, San Perlita virus, Saumarez Reef virus, Sepik virus, Spondweni virus, Wesselsbron virus, Yaounde virus)

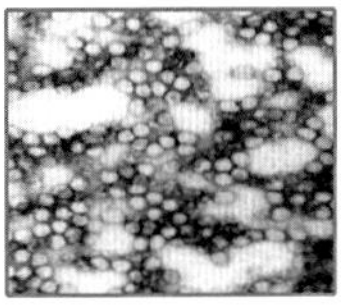

- 위 험 군 : 제 3위험군
- 국내범주 : -
- 특 성 : Flaviviridae과, 단일가닥, (+)RNA 바이러스

병원성 및 감염증상

- 잠복기 : 대부분 알려지지 않음. Rocio virus 7~15일
- Negish virus : 2건의 사람 감염이 발생하였으며, 열, 두통, 탈진, 뇌염 등의 증상을 포함한 중추신경계 이상의 증상이 있으며, 감염자는 뇌염을 앓고 치명적인 후유증이 남음
- Louping ill virus : 주로 가축에 감염되며, 사람 감염은 매우 드묾. 감기 유사증상, 뇌염, 회색질척수염(poliomyelitis) 유사 증상, 출혈열과 같은 4가지 임상증상 있음
- Cacipacore virus : 1997년 브라질 참새목 새에서 분리, 브라질 농부 감염사례 있음
- Koutango virus : 자연 발생 사람감염사례는 없으며, 사람 감염능도 알려지지 않았음. 사람 감염은 실험실사고로 인한 발병 1건 있음(감기와 유사한 가벼운 유열성 질환, 통증, 교후부 두통, 옆구리 부분 홍반 발진 동반)
- Israel turkey meningitis virus: 가금류에 유행병 유발. 사람 감염 가능성은 있으나 알려진 바 없음
- Spondweni virus : 통증, 두통, 오한, 현기증, 근육통, 안구통을 동반한 유열성 질병 유발
- Wesselsbron virus : 주로 동물에 질병 유발. 사하라 사막 이남 아프리카에서 9명의 사람 감염사례 있음. 말하고 듣고 보는데 장애를 입히는 신경학적 후유증을 유발함
- Gadgets Gully virus : 사람감염 사례는 없으나 바이러스가 분리된 나라에서 항체가 조사를 한 결과 조사 인원의 4%가 항체를 가지고 있어 사람감염 가능성이 제시됨

- Rocio virus : 두통, 근육통 등의 증상이 있으며, 소뇌, 운동신경, 신경정신과적 후유증을 남김. 치사율은 입원한 환자의 4%임
- Kedougou virus : 어린이들에게 감염 사실은 확인되나 질병을 유발하진 않음
- Sepik virus : 사람감염 1건 발생함. 두통을 동반한 유열성 질병으로 입원함
- Naranjal virus, Yaounde virus, Saumarez Reef virus, Meaban virus, Sal Vieha virus, San Perlita virus: 사람 감염 사례 없음

치료 및 백신

- 치 료 : 특이 항바이러스제는 없으며, 증상에 따른 대증치료
- 백 신 : –

실험실 생물안전정보

- 감염위해요소
  - 감염경로
    - 일반 감염경로 : 감염된 진드기, 모기 등 절지동물 매개로 감염. Sal Vieha virus와 San Perlita virus는 절지동물 매개로 감염되는지 밝혀지지 않음(사람감염사례 없음)
    - 실험자 감염경로 : 오염된 실험실 및 배양액 등 감염성 물질에 직접적 또는 간접적으로 피부 및 점막에 접촉, 날카로운 물질에 찔림
  - 감염량 : –
  - 숙주 :
    - Cacipacore virus : 사람, 야생조류, 설치류, 박쥐
    - Koutango virus : 사람, 설치류, 진드기, 모기
    - Spondweni virus : 사람, 모기, 가축, 척추동물은 알려지지 않음
    - Wesselsbron virus : 사람, 양, 소, 염소
    - Rocio virus : 사람, 모기, 야생 새
    - Naranjal virus : 실험동물 쥐에 바이러스 주입 시 사망(사람감염사례 없음)

• **실험실 획득감염** :

- Louping ill virus : 30명 이상 감염사례 있음(Viral Infections of Humans : Epidemiology and control, 5th edition, 2014)
- Koutango virus : 모기(*Aedes aegypti*) 전파 및 재감염, 난계대 전염 실험 중 감염 (Viral Infections of Humans : Epidemiology and control, 5th edition, 2014)
- Spondweni virus : 남아프리카에서 2명의 실험실획득감염 사례 있음(Encyclopedia of Arthropod-transmitted Infections of Man and Domesticated Animals, 475p, oct 2001)

● 생물안전밀폐등급

• **BL2 권장** : 임상검체 실험, 분자생물학적, 혈청학적 검사

• **BL3 권장** : 바이러스 배양 등 병원체를 직접 취급하는 실험

• **ABL2 권장** : 수집한 mosquito pools 처리 과정
(※ 단, BL3에 준하는 생물안전운영 규정 준수)

• **ABL3 권장** : 감염동물 취급 실험, 매개체 실험

● 개인보호장비 : 평상복을 다 덮는 실험복과 장갑 착용, 감염성 물질이 튈 우려가 있을 경우에는 눈보호장비 및 안면보호장비 착용. 모든 감염 가능성이 있는 물질을 다루는 실험은 생물안전작업대에서 실험 수행. 주사바늘 및 뾰족한 실험도구의 사용 자제

● 소독 및 불활성화 : 70% alcohol, formaldehyde, glutaraldehyde, 21℃에서 15분 이상 고압증기멸균

• **숙주 외 환경저항성** : -

• **폐기물 처리** : 감염성 물질을 취급한 모든 폐기물은 고압증기멸균 등의 처리 후 의료폐기물로 처리

14 Avian influenza virus affecting human

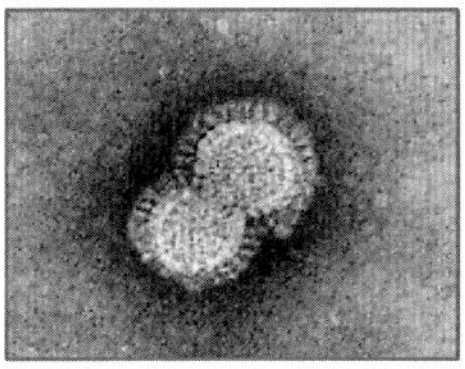

- 위 험 군 : 제 3위험군
- 국내범주 : 고위험병원체(H5N1, H7N7, H7N9만 해당), 생물작용제, 전략물자통제병원체(고병원성 조류 인플루엔자 바이러스 해당)
- 특 성 : Orthomyxoviridae과, 단일가닥, (-)RNA 바이러스

병원성 및 감염증상

- 잠복기 : H5N1 7일(3~10일), H7N9 : 7일(1~10일)
- 급성호흡기감염병인 동물인플루엔자 인체감염증을 유발함
- 대부분의 조류 인플루엔자 바이러스는 사람감염과 연관이 없으나 H5N1, H7N9과 같은 혈청형은 사람에게 심각한 질병을 유발함. 그 외 혈청형 H9N2, H7N2, H9N2, H7N3, H10N7, H6N1이 사람감염을 일으켰고, 대부분이 가벼운 증상이 나타남
- 전형적인 인플루엔자 증상인 열, 기침, 인후통, 근육통 및 폐렴, 급성호흡곤란 등 중증 호흡기질환, 결막염, 뇌염, 신경학적 증상 등
  - H5N1 발열, 기침, 근육통 등 전형적인 인플루엔자 유사 증상부터 안구감염, 폐렴, 급성 호흡기부전 등 중증호흡기 질환까지 다양함. 사망률은 60%임
  - H7N9 발열을 동반한 호흡기증상, 증상 발생 5~7일 만에 급속히 악화됨. 사망률은 9~30%임
  - H7형은 사람 감염 발생이 드묾. 2003년 네덜란드에서 죽은 조류를 처분하는 농장 종사자 및 수의사 89명이 H7N7형에 감염되어 사망함

치료 및 백신

- 치 료 : 항바이러스제(타미플루, 리렌자) 투여, 증상 및 경과에 따른 치료
- 백 신 : -

실험실 생물안전정보

- 감염위해요소
  - **감염경로**
    - 일반 감염경로 : 감염된 조류 및 배설물의 간접 또는 직접적으로 접촉하거나 호흡기를 통하여 감염되며, 조리 되지 않은 감염된 가금류 섭취에 의한 감염 우려가 있음. 사람 간 전파는 제한적임
    - 실험자 감염경로 : 오염된 실험실 및 배양액 등 감염성 물질에 직접적 또는 간접적으로 접촉. 배양 등 감염성 물질 조작과정 중 발생한 에어로졸 흡입
  - **감염량** : -
  - **숙주** : 사람, 야생조류, 가금류
  - **실험실 획득감염** : H7N7에 의한 실험실 획득감염 사례 있음(Avian influenza virus infections in humans, Chest. 2006 Jan ; 129(1) : 156-68)
- 생물안전밀폐등급
  - **BL2 권장** : 저병원성 조류 인플루엔자(H1-4, H6, H8-16)를 취급하는 실험
  - **BL3 권장** : 고병원성 조류 인플루엔자(H5, H7)를 취급하는 실험
  - **ABL2 권장** : 저병원성 조류 인플루엔자(H1-4, H6, H8-16)를 이용한 동물 감염실험 및 감염동물 해부 등
  - **ABL3 권장** : 고병원성 조류 인플루엔자(H5, H7)를 이용한 동물 감염실험 및 감염동물 해부 등
- 개인보호장비 : 평상복을 다 덮는 실험복과 장갑 착용. 에어로졸 발생 가능성이 있는 경우 호흡보호구 착용. 모든 감염 가능성이 있는 물질을 다루는 실험은 생물안전작업대에서 실험 수행
- 소독 및 불활성화 : 1% sodium hypochlorite, 70% ethanol, glutaraldehyde, 56~60℃에서 60분 동안 가열, pH 1~3 또는 pH 10~14 용액에 처리, 121℃에서 15분 이상 고압증기멸균
  - **숙주 외 환경지항성** : 22℃ 물에서 4일, 0℃ 물에서 30일 동안 감염력 있음. 4℃ 대변에서 35일 이상, 37℃ 환경에서 6일, 물체의 표면에서 수 주간 생존 가능
  - **폐기물 처리** : 감염성 물질을 취급한 모든 폐기물은 고압증기멸균 등의 처리 후 의료폐기물로 처리

15 Monkeypox virus

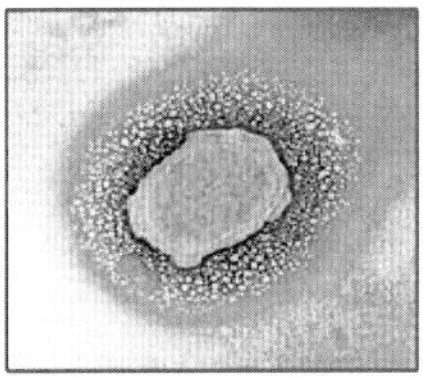

- 위 험 군 : 제 3위험군
- 국내범주 : 고위험병원체, 생물작용제, 전략물자통제병원체
- 특 성 : Poxviridae과, 벽돌모양, 20면체, DNA 바이러스, 피막 있음

병원성 및 감염증상

- 잠복기 : 일반적으로 7~17일이며, 최대 4주 정도
- 두창과 유사한 증상을 보이나 림프절 종대가 나타남. 감염 후 2~3일의 전구기간 동안 고열, 두통, 요통, 피로를 동반함. 보통 발열증상을 보인 후 1~3일에 반구진 발진(maculopapular rash)이 생기며, 발진은 통상적으로 코에 제한적이지만, 손바닥, 발바닥으로 퍼질 수 있음. 얼굴 등에 수포, 농포의 증상이 진행되며, 이완기간이 보통 2~4주임. 병변부위 또한 입이나 코의 점막에서 시작되어, 입안, 혀, 생식기에서도 나타남
- 아프리카에서는 사망률을 1~10%이며, 어린이가 사망률이 더 높으며, 두창 백신을 맞지 않은 어린이의 경우 1~14%의 사망률을 보임

치료 및 백신

- 치 료 : 두창과 마찬가지로 감염 후 3일 이내에 백신을 접종하거나 Vaccinia Immuno Globulin Intravenous(VIGIV)을 사용함. 최근 새로운 치료제인 ST-246에 대한 연구가 활발히 진행 중에 있음
- 백 신 : 두창 백신이 원숭이폭스바이러스 감염자에게 85%이상 효과가 있음

실험실 생물안전정보

- 감염위해요소
  - **감염경로**
    - 일반 감염경로 : 감염된 동물에게 물리거나 직접적 또는 간접적으로 동물이나 인체의 분비액, 혈액, 병변부위에 접촉하거나, 감염된 다람쥐, 원숭이를 섭취하는 경우 구강의 상처부위를 통해서 감염되기도 함. 감염된 사람의 체액 또는 바이러스에 감염된 물체를 직접 접촉하거나, 호흡기를 통하여 사람 간 전파가 가능함. 사람 간 전파로 인한 감염이 증가하고 있으며, 2차 발병률이 10% 정도임
    - 실험자 감염경로 : 배양 등 감염성 물질 조작과정 중 발생한 에어로졸 흡입, 오염된 실험실 및 배양액 등 감염성 물질에 직접적 또는 간접적인 접촉
  - **감염량** : –
  - **숙주** : 사람, 다람쥐, 영장류, 검은 꼬리 프레리 독, African brush-tailed porcupines, 쥐, 돼지, 뾰족뒤쥐, 토끼
  - **실험실 획득감염** : –
- 생물안전밀폐등급
  - **BL3 권장** : 임상검체 실험, 균배양 등 병원체를 직접 취급하는 실험
  - **ABL3 권장** : 동물 감염실험 및 감염동물 해부 등
- 개인보호장비 : 반드시 앞트임이 없는 실험복과 장갑, N95 이상의 호흡보호장비 착용. 대량 배양 및 감염성 물질이 튈 우려가 있을 경우에는 호흡보호장비가 장착된 안면보호장비 착용. 고농도의 배양액 및 에어로졸 발생가능 실험은 모두 생물안전작업대 내에서 실험 수행. 주사바늘 및 뾰족한 실험도구 사용 자제
- 소독 및 불활성화 : 0.5% sodium hypochlorite, 2% glutaraldehyde, 10% formaldehyde, chloroxylenol-based household disinfectants, paraformaldehyde, 121℃ 15분 이상 고압증기멸균, 소각
  - **숙주 외 환경저항성** : 건조한 환경에서 안정적임
  - **폐기물 처리** : 감염성 물질을 취급한 모든 폐기물은 고압증기멸균 등의 처리 후 의료폐기물로 처리

16 Transmissible spongiform encephalopathies (TSEs) agent
(Creutzfeldt-Jakob disease and Kuru, Bovine spongiform enephalopathy (BSE) and other related animal TSEs)

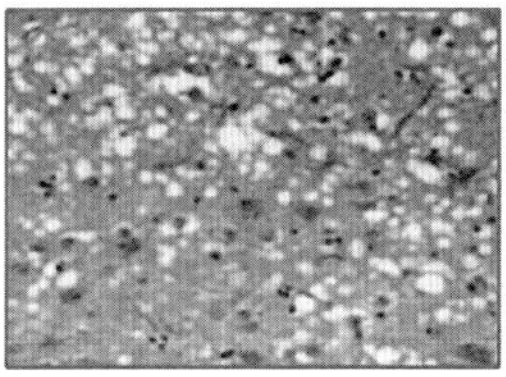

- 위 험 군 : 제 3위험군
- 국내범주 : 고위험병원체(BSE, vCJD prion만 해당), 생물작용제(BSE만 해당)
- 특 성 : 직경 100nm 이하, 핵산이 검출되지 않으며 불수용성인 당단백의 집합체로 구성

병원성 및 감염증상

- 잠복기 : 1~30년
- 전염성 해면뇌병증 프리온은 사람에서 쿠루(Kuru), 크로이츠펠트 야콥병(CJD) 등을 유발하고, 동물에서는 소의 해면뇌병증(광우병, BSE), 사슴류 만성 소모성 질환(CWD, Chronic Wasting Disease), 전염성 밍크 뇌병증(transmissible mink encephalopathy)등을 유발함
- 잠복기간이 긴 진행성, 퇴행성 신경성 질환을 일으키며, 증상이 일단 시작되면 급속히 진행하여 사망에 이름. 해면뇌병증은 근육 조절의 상실, 떨림, 간헐적 근육경련과 진전, 운동조정 상실, 급속한 진행성 치매 사망 등의 특징을 보임

치료 및 백신

- 치 료 : 쿠루 및 CJD에 대한 치료법 없음
- 백 신 : -

실험실 생물안전정보

- 감염위해요소
  - **감염경로**
    - 일반 감염경로 : CJD는 주입, 감염조직의 이식, 감염된 수술도구에 의해 주로 전염되며, 음식을 통해서 전파될 가능성 있음. 쿠루는 뉴기니 부족의 인육을 먹는 풍습과 연관되어 있으며, 감염된 음식 섭취 및 오염된 조직 다루는 과정에서 결막 또는 피부 상처 통한 감염. vCJD는 오염된 소고기 섭취 시 발병됨
    - 실험자 감염경로 : 오염된 실험실 및 배양액 등 감염성 물질에 직접적 또는 간접적으로 피부 및 점막에 접촉, 오염된 날카로운 물질에 찔림
  - **감염량** : –
  - **숙주** : 사람(쿠루, CJD, vCJD), 노새, 사슴, 고라니(만성 소모성질환), 소(BSE), 밍크(전염성 밍크 뇌병증)
  - **실험실 획득감염** : –
- 생물안전밀폐등급
  - **BL3 권장** : 배양 등 병원체를 직접 취급하는 실험
  - **ABL3 권장** : 동물 감염실험 및 감염동물 해부 등
- 개인보호장비 : 반드시 앞트임이 없는 실험복과 장갑, 감염성 물질이 튈 우려가 있을 경우에는 안면보호장비 착용. 감염성 물질 취급 실험은 모두 생물안전작업대 내에서 실험 수행. 주사 바늘 및 뾰족한 실험도구 사용 자제
- 소독 및 불활성화 : 5% hypochlorite solution, 1.0M NaCl, 135℃에서 1시간 이상 고압 증기멸균
  - **숙주 외 환경저항성** : 프리온은 면역반응을 일으키지 않으며, 80℃ 이상의 고열, 멸균, formaldehyde와 같은 살균제, 자외선 등에 강한 저항성을 지님
  - **폐기물 처리** : 감염성 물질을 취급한 모든 폐기물은 고압증기멸균 등의 처리 후 의료폐기물로 처리

17 Human immunodeficiency virus(HIV) type 1 and 2

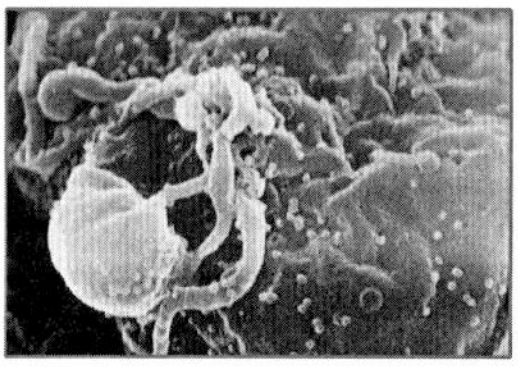

- 위 험 군 : 제 3위험군
- 국내범주 : -
- 특　　성 : Retroviridae과, 직경 100~110nm, 단일가닥, (+)RNA바이러스, 외피 있음

병원성 및 감염증상

- 잠복기 : 다양함. 주로 1~3개월 후 항체가 검출되나 AIDS 진단에 1~15년 또는 그 이상의 시간이 소요됨
- 후천성면역결핍증(AIDS)을 유발함
  - **급성감염기** : 감염 후 3~4주 이내에 발열, 인후통, 기침, 근육통, 뇌수막염 증상, 발진 등의 감기와 유사한 증상이 나타나지만 이 질환의 특징적인 증상은 아니며 감염자의 30~50% 정도에서만 나타나고 대부분 1~6주 후에 저절로 호전됨
  - **무증상기** : 급성감염기 증상이 사라진 후 8~10년간 증상은 없으나 면역기능은 계속 떨어지며 바이러스는 체내에서 계속 증식함
  - **후천성면역결핍증 관련 증후군 및 초기 증상기** : 무증상기가 지난 후 후천성면역결핍증으로 이행되기 전에 전구증상으로는 발열, 오한 및 설사, 체중감소, 불면증 등이 있고 아구창, 구강백반, 칸디다질염, 골반내 감염, 피부질환 등이 동반됨

치료 및 백신

- 치 료 : 단백분해효소억제제 1제와 역전사효소억제제 2제를 포함한 3제 병용요법이 기본적인 치료이며, 가능한 조기에 치료를 시작해야 함
- 백 신 : -

실험실 생물안전정보

- 감염위해요소
  - 감염경로
    - 일반 감염경로 : 성적 접촉, 감염자의 혈액, 정액 및 질분비액에 접촉, 수혈, 주사기 공동 사용, 수직감염 등으로 전파되며 우리나라는 성 접촉에 의한 감염이 대부분을 차지함
    - 실험자 감염경로 : 오염된 실험실 및 배양액 등 감염성 물질에 직접적 또는 간접적으로 피부 및 점막에 접촉, 오염된 날카로운 물질에 찔림
  - 감염량 : -
  - 숙주 : 사람
  - 실험실 획득감염 :
    - 미국의 두 실험실에서 고농도의 바이러스 배양액을 배양 중 배양 상층액을 피부에 접촉한 것으로 추정되는 감염사고와 오염된 바늘에 찔리는 사고로 감염사고가 있었음 (Occupationally Acquired Human Immunodeficiency Virus Infections in Laboratories Producing virus Concentrates in Large Quantities, MMWR, April 01, 1988)
    - 1981~2010년 미국 CDC 조사결과 보건의료관계자의 직업적 노출사고가 57건 보고됨 (Surveillance of Occupationally Acquired HIV/AIDS in Healthcare Personnel, as of December 2010, CDC)
- 생물안전밀폐등급
  - **BL2 권장** : 임상검체 취급, 실험실 수준의 배양, 바이러스 취급 실험
    (※ 단, BL3에 준하는 생물안전운영 규정 준수)
  - **BL3 권장** : 고농도 또는 대량 배양 실험
  - **ABL2 권장** : 감염된 동물을 이용하는 실험
- 개인보호장비 : 반드시 앞트임이 없는 실험복과 장갑, 감염성 물질이 튈 우려가 있을 경우에는 안면보호장비 착용. 감염성 물질 취급 실험은 모두 생물안전작업대 내에서 실험 수행. 주사바늘 및 뾰족한 실험도구 사용 자제
- 소독 및 불활성화 : 2% glutaraldehyde, 2% Jodopax(detergent and iodine), hypochlorite, iodine, phenolics, 70% 이하 ethanol, NaOH, isopropanol, UV 조사, 60℃에서 30분 처리, 121℃에서 15분 이상 고압증기멸균

- **숙주 외 환경저항성** : 실온의 환경에서 주사바늘에 묻은 혈액에서 42일간, 사체의 혈액 및 뇌척수액에서 11일간, 건조한 환경에서는 생존율이 급격히 감소하지만 실험적인 조건 커버글라스 위에서는 7일간 생존 가능
- **폐기물 처리** : 감염성 물질을 취급한 모든 폐기물은 고압증기멸균 등의 처리 후 의료폐기물로 처리

18 Human T cell lymphotropic virus (HTLV) type 1 and 2

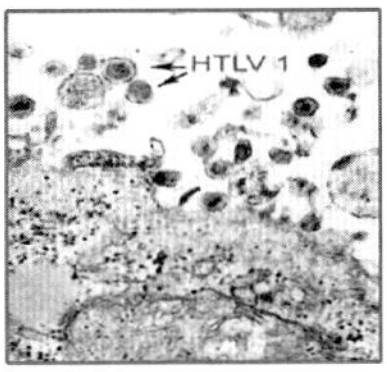

- 위 험 군 : 제 3위험군
- 국내범주 : -
- 특　　성 : Retroviridae과, 직경 약 100nm, 구형, 단일가닥, (+)RNA바이러스

병원성 및 감염증상

- 잠복기 : HTLV-1 감염 후 20~30년 후 증상 나타남. HTLV-2는 HTLV-1보다 잠복기 짧음
- HTLV-1은 성인 T-림프구성 백혈병과 HTLV-1 관련 척수병증/열대 경직 하반신 마비 등을 유발함
- 성인 T-림프구성 백혈병은 무증상, 전백혈병(preleukemic), 만성(chronic/ smouldering), 림프종, 급성으로 나타남. smouldering형은 피부병변 및 골수침범, chronic형은 2년 이내 급성 형태로 발전함. 급성 단계에는 저칼슘혈증, 피부병변, Lactate dehydrogenase(LDH) 증가, 림프샘 장애, 골용해 병변(lytic bone lesion), 비장 또는 간 침범, 면역결핍의 증상이 나타남. 성인 T-림프구성 백혈병은 감염된 사람의 1~2%에서 나타나며, 급성감염은 매우 드묾
- HTLV-2는 상대적으로 병원성이 낮으며, 가벼운 신경질환, 만성 폐감염을 일으킴. 흉부 척수 손상과 함께 척수병증으로 발전함

치료 및 백신

- 치 료 : -
- 백 신 : -

실험실 생물안전정보

● 감염위해요소

• **감염경로**

– 일반 감염경로 : 혈액, 점막 노출로 인하여 감염됨. 출산, 모유수유, 성적접촉, 장기 이식, 수혈, 정맥 마약 남용으로 인한 사람 간 감염 가능

– 실험자 감염경로 : 오염된 실험실 및 배양액 등 감염성 물질에 직접적 또는 간접적으로 피부 및 점막에 접촉, 오염된 날카로운 물질에 찔림

• **감염량** : –

• **숙주** : 사람

• **실험실 획득감염** :

– 일본에서 의사가 환자의 혈액샘플을 담은 주사기에 발을 찔림으로 혈청변환(seroconversion)됨(Transmission of HTLV-1 by blood transfusion and its prevention by passive immunization in rabbits. Blood, 76(8), 1657-16661)

– 오염된 주사바늘에 간호사가 찔려 감염됨(HTLV-2 transmission to a health care worker. American Journal of Infection Control, 34(3), 158-160)

● 생물안전밀폐등급

• **BL2 권장** : 임상검체 및 바이러스 취급 실험

● 개인보호장비 : 반드시 앞트임이 없는 실험복과 장갑, 감염성 물질이 튈 우려가 있을 경우에는 안면보호장비 착용. 감염성 물질 취급 실험은 모두 생물안전작업대 내에서 실험 수행. 주사바늘 및 뾰족한 실험도구 사용 자제

● 소독 및 불활성화 : 2% glutaraldehyde, 1% sodium hypochlorite, 4% chlorhexidine, 70% ethanol, 0.3% hydrogen peroxide, iodophores, phenolics, UV 조사, 121℃에서 15분 이상 고압증기멸균

• **숙주 외 환경저항성** : 혈액에서 8~9일 생존 가능

• **폐기물 처리** : 감염성 물질을 취급한 모든 폐기물은 고압증기멸균 등의 처리 후 의료폐기물로 처리

19 Simian immunodeficiency virus(SIV)

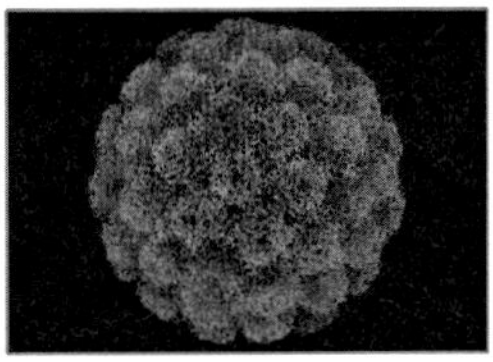

- 위 험 군 : 제 3위험군
- 국내범주 : -
- 특 성 : Retroviridae과, 단일가닥, (+)RNA바이러스

병원성 및 감염증상

- 잠복기 : -
- 동물 AIDS 유발 바이러스임
- 보통 침팬지, 검댕맹거베이(sooty mangabey)에서 발생하였으나 계통발생적 근거(phylogenic evidence)에서 사람감염이 최소한 8번 보고된 바 있음. 사람에서 AIDS를 유발함

치료 및 백신

- 치 료 : -
- 백 신 : -

실험실 생물안전정보

- 감염위해요소
  - **감염경로**
    - 일반 감염경로 : 감염된 동물 사냥하는 과정 및 감염된 동물 혈액 등에 접촉 시 감염
    - 실험자 감염경로 : 경구, 점막, 정맥을 통하여 감염됨. 오염된 날카로운 물질에 찔림
  - **감염량** : –
  - **숙주** : 사람, 침팬지, 원숭이, 검댕맹거베이(sooty mangabey)
  - **실험실 획득감염** : 2건의 실험실 획득감염이 보고됨. 한 건은 1990년 에이즈 연구 중 감염된 원숭이의 혈액이 묻은 주사바늘에 찔린 후 찔린 부위에 염증 및 부기가 수주 지속된 사례, 다른 한 건은 1989년 실험자가 손과 팔뚝에 심각한 피부염을 앓았고, 명확한 감염경로는 파악하지 못하였으나 감염된 원숭이 검체를 장갑을 끼지 않은 채 실험한 사실을 확인한 사례가 보고됨(Seroconversion to Simian Immunodeficiency Virus in Two Laboratory Workers, MMSR, Sep 11, 1992)
- 생물안전밀폐등급
  - **BL2 권장** : 임상검체 취급, 실험실 수준의 배양, 바이러스 취급 실험
  - **BL3 권장** : 고농도 또는 대량 배양 실험
  - **ABL3 권장** : 감염된 동물을 이용하는 실험
- 개인보호장비 : 반드시 앞트임이 없는 실험복과 장갑, 감염성 물질이 튈 우려가 있을 경우에는 안면보호장비 착용. 감염성 물질 취급 실험은 모두 생물안전작업대 내에서 실험 수행. 주사바늘 및 뾰족한 실험도구 사용 자제
- 소독 및 불활성화 : 10% sodium hypochlorite, 70~85% ethanol, 2% ethanol-iodine complex, 121℃에서 15분 이상 고압증기멸균
  - **숙주 외 환경저항성** : –
  - **폐기물 처리** : 감염성 물질을 취급한 모든 폐기물은 고압증기멸균 등의 처리 후 의료폐기물로 처리

20 Vesicular stomatitis virus

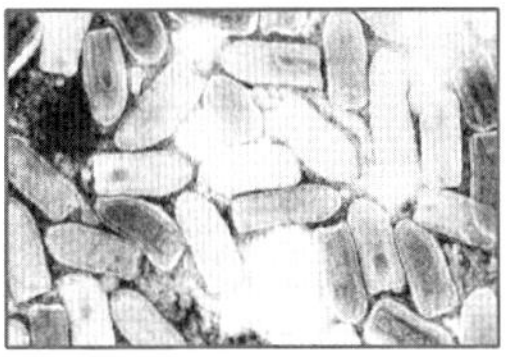

- 위 험 군 : 제 3위험군
- 국내범주 : 전략물자통제병원체
- 특 성 : Rhabdoviridae과, 총알모양, 단일가닥, (-)RNA바이러스

병원성 및 감염증상

- 잠복기 : 2~5일
- 주로 가축에 질병을 일으키며, 사람질병을 일으키기도 함
- Indiana, New Jersey, Cocal, Alagoas, Isfahan, Chandipura, Maraba, Piry 8개의 혈청형이 있음
  - Alagoas는 브라질에서만 보고되었으며, 감염자는 3~4일 후 증상이 회복됨
  - Chandipura는 인도에서만 보고되며 주로 어린이들이 감염됨
  - Piry는 사람에서 병원성에 대한 기록이 일관성이 없으며 사실상 주된 문헌에서 병원성이 없는 것으로 나와 있음. Maraba는 병원성이 알려지지 않았으며, Isfahan도 사람 질병과 명확하게 연관되어 있지 않음. Cocal은 사람감염 사례 없음
- 감염 시 고열, 두통, 근육통, 관절통, 흉골후방 통증, 안구통, 메스꺼움 등의 감기 유사 증상과 구강 점막, 입술 등에 물집이 생김. 수포성구내염은 드묾

치료 및 백신

- 치 료 : –
- 백 신 : –

실험실 생물안전정보

- 감염위해요소

• 감염경로

– 일반 감염경로 : sand fly에 물림, 손상된 피부에 직접접촉, 감염된 가축과 접촉, 에어로졸 흡입. 사람간 전파는 증명되지 않음

– 실험자 감염경로 : 오염된 실험실 및 배양액 등 감염성 물질에 직접적 또는 간접적으로 피부 및 점막에 접촉, 오염된 날카로운 물질에 찔림, 에어로졸 흡입

• 감염량 : –

• 숙주 : 사람(Maraba, Cocal virus는 제외), 말, 소, 돼지, 설치류, 메뚜기, sand fly, 노새

• 실험실 획득감염 :

– 1980년까지 New Jersey와 Indiana virus 실험실획득감염사례가 46건이며 사망사례 없음(Laboratory safety for arboviruses and certain other viruses of vertebrate, American Journal of Tropical Medicine and Hygiene, 29(6), 1359–1381)

– 1980년까지 Piry virus로 인한 실험실 획득감염사례는 13건이며 사망사례 없음(Diseases transmitted from animals to man. Vesicular Stomatitis. 6th ed)

– Chandipura, Cocal, Maraba, Isfahan virus에 의한 실험실 획득감염 사례 보고는 없음(Material Safety Data Sheets, CANADA, 2012–1–12)

- 생물안전밀폐등급

• BL2 권장 : Indiana, Cocal, Alagoas, New Jersey, Isfahan, Maraba virus의 임상검체 취급 및 배양 등 감염성 물질 취급하는 실험

• ABL2 권장 : Indiana, Cocal, Alagoas, New Jersey, Isfahan, Maraba virus의 동물 감염실험 및 감염동물 해부 등

• BL3 권장 : Chandipura와 Piry virus의 임상검체 취급 및 배양 등 감염성 물질 취급하는 실험

• BL3 권장 : Chandipura와 Piry virus의 동물 감염실험 및 감염동물 해부 등

- 개인보호장비 : 반드시 평상복을 덮는 실험복과 장갑, 감염성 물질이 튈 우려가 있을 경우에는 안면보호장비 착용. BL3에서 취급 시 앞치마, 호흡보호구 등 추가적인 보호장비 착용

- **소독 및 불활성화** : 1% cresylic acid, phenolics, chlorinated phenol, 2.5% phenol, 0.4 HCl, 2% sodium orthophenylphenate, sodium hypochlorite, pH 1.5 이하의 조건, 60℃ 열처리 하는 즉시 불활성화 됨
- **숙주 외 환경저항성** : 혈액에서 8~9일 생존 가능
- **폐기물 처리** : 감염성 물질을 취급한 모든 폐기물은 고압증기멸균 등의 처리 후 의료폐기물로 처리

21 Rabies virus

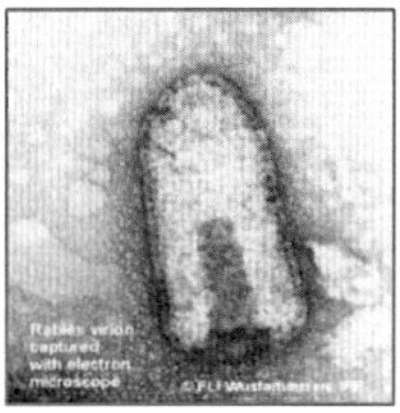

- 위 험 군 : 제 3위험군
- 국내범주 : 전략물자통제병원체
- 특 성 : Rhabdoviridae과, 총알모양, 단일가닥, (–)RNA바이러스, 외피 있음

병원성 및 감염증상

- 잠복기 : 13일~2년(수주~수개월)
- 공수병을 유발함
- **공수병**에 걸린 개에 물린 곳이 중추신경과 가까울수록 짧음. 발병초기에는 발열, 두통, 전신 쇠약감 등의 비특이 증상을 보이며, 발병후기에는 불면증, 불안, 혼돈, 부분적인 마비, 환청, 흥분, 타액, 땀 눈물 등 과다분비, 연하 곤란, 물을 두려워하는 증세를 보이고, 수일(평균4일) 이내에 사망함. 합병증으로 SIADH, 요붕증, 급성 호흡곤란증후군, 부정맥, 위장관 출혈, 장 마비, 혈소판 감소 등이 발생함

치료 및 백신

- 치 료 : 대증요법 이루어지며, 동물교상 후 비눗물로 즉시 씻고 포비돈-요오드 용액으로 세척하는 등 예방이 더 중요함
- 백 신 : 3종류의 불활화 조직배양백신 있음. 사람 이배수체 세포백신(human diploid cell vaccine, HDCV), 정제 계태아 백신(purified chick embryo vaccine, PCVC), 정제 Vero 세포 백신(purifed vero cell vaccine)

실험실 생물안전정보

● 감염위해요소

• **감염경로**

– 일반 감염경로 : 공수병 바이러스에 감염된 야생동물(너구리, 여우, 박쥐)이나 사육동물(개, 고양이 등)에 물리거나, 감염된 동물의 타액 또는 조직을 다룰 때 눈, 코, 입 또는 상처를 통해 감염됨

– 실험자 감염경로 : 감염성 물질의 비말을 통한 호흡기 감염 및 배양균이나 농축 배양액 조작 시 점막 감염의 우려가 있으므로, 바늘이나 주사기 등 날카로운 물체 이용은 되도록 제한하고 동물실험 시 각별히 주의가 필요함

• **감염량** : –

• **숙주** : 사람, 다수의 포유동물, 주로 개과(*Canidae*과)의 동물(개, 여우, 코요테), 족제비과(*mustelidae*과) 동물(스컹크, 오소리, 담비), 사향고양이과(*viverridae*과)의 동물(몽구스, 사향고양이), 미국너구리과(procyonidae)의 동물(너구리), 식충박쥐(insectivorous bat), 흡혈박쥐(haematophagous bat)

• **실험실 획득감염** :

– 백신 생산시설(1973년)과 백신 연구시설(1977년)에서 바이러스 취급 중 발생한 고농도의 에어로졸 노출로 인하여 감염된 사례가 2건 보고됨(Biosafety in Microbiological and Biomedical Laboratories, 5th edition, 220p)

– 그 후 최근 수십년 간 보고된 사례가 없음(Material Safety Data Sheets, CANADA, 2011-4-19)

● 생물안전밀폐등급

• **BL2 권장** : 임상검체 취급 및 분자생물학적 실험, 백신주(Fixed Rabies virus) 취급 실험

• **BL3 권장** : 에어로졸 발생 가능성이 큰 조작, 고농도 및 대량 배양 등 병원체를 직접 취급하는 실험

• **ABL3 권장** : 동물 감염실험 및 감염동물 해부 등

● 개인보호장비 : 반드시 앞트임이 없는 실험복과 장갑, 감염성 물질이 튀거나 에어로졸 발생 우려가 있을 경우에는 안면보호장비 및 호흡보호장비 착용. 감염성 물질 취급 실험은 모두 생물안전작업대 내에서 실험 수행. 주사바늘 및 뾰족한 실험도구 사용 자제

- **소독 및 불활성화** : 70% ethanol, phenol, formalin, ether, trypsin, β-propiolactone, pH 3 이하, pH 11 이상에서 처리, UV 조사
- **숙주 외 환경저항성** : 태양광선과 건조에 감수성이 있으므로 숙주 밖에서 생존하기 힘듦
- **폐기물 처리** : 감염성 물질을 취급한 모든 폐기물은 고압증기멸균 등의 처리 후 의료폐기물로 처리

22 Semliki Forest virus

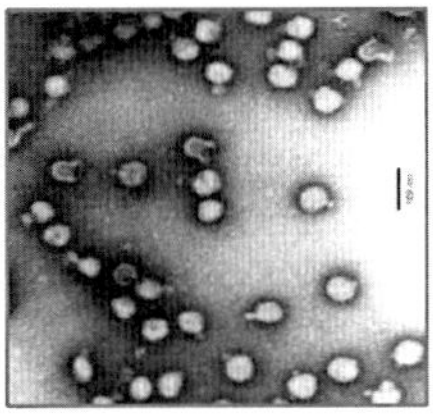

- 위 험 군 : 제 3위험군
- 국내범주 : 전략물자통제병원체
- 특　　성 : Togaviridae과, 단일가닥, (+)RNA바이러스

병원성 및 감염증상

- 잠복기 : –
- 대부분이 무증상이거나 경미한 증상을 보임. 급성의 경우 말라리아, 인플루엔자 또는 다른 유열성 질환과 구별하기 어려움. 증상은 두통, 열, 근육통, 관절통을 동반함. 드물게 복통, 설사, 결막염이 보고됨
- 감염자 중 1명의 사망자가 있음. 언어장애, 경련, 혼수상태, 호흡부전으로 사망 하였고, 면역체계에 이상이 있었음

치료 및 백신

- 치 료 : –
- 백 신 : –

실험실 생물안전정보

- 감염위해요소
  - **감염경로**
    - 일반 감염경로 : 감염된 모기에 물림으로 전파됨. 오염된 에어로졸 흡입 시 감염가능하며, 사람 간 전파는 안 됨
    - 실험자 감염경로 : 배양액 등 감염성 물질에 손상된 피부 및 점막에 접촉, 오염된 날카로운 물질에 찔림. 실험 중 발생한 오염된 에어로졸 흡입
  - **감염량** : -
  - **숙주** : 사람, 모기, 새, 설치류, 가축, 사람 외 영장류 등을 포함한 동물
  - **실험실 획득감염** : 2001년에 1건의 실험실획득감염이 발생하였고 이로 인하여 감염자는 사망한 사례, 그 외 2건의 감염사례가 보고됨(Material Safety Data Sheets, CANADA, 2011-2-18)
- 생물안전밀폐등급
  - **BL2 권장** : 분자생물학적 실험
  - **BL3 권장** : 배양 등 병원체를 직접 취급하는 실험
  - **ABL3 권장** : 동물 감염실험 및 감염동물 해부 등
- 개인보호장비 : 평상복을 다 덮는 실험복과 장갑, 호흡보호구 착용. 감염성 물질이 튈 우려가 있을 경우에는 안면보호장비 착용. 감염성 물질 취급 실험은 모두 생물안전작업대 내에서 실험 수행. 주사바늘 및 뾰족한 실험도구 사용 자제
- 소독 및 불활성화 : 1% sodium hypochlorite, 70% ethanol, UV 조사, pH 6 이하에서 불활성화 됨
  - **숙주 외 환경저항성** : 상대습도 90%의 배양액 에어로졸 스프레이에서 22시간 까지 생존, 상대습도 20~84%의 배양액 에어로졸 스프레이에서 24시간 이상 생존 가능
  - **폐기물 처리** : 감염성 물질을 취급한 모든 폐기물은 불활성화 처리 후 의료폐기물로 처리

23 Venezuelan equine encephalitis virus

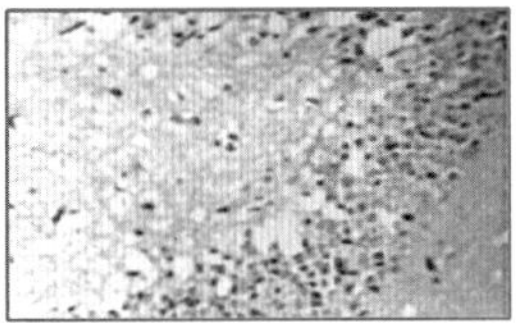

- 위 험 군 : 제 3위험군
- 국내범주 : 고위험병원체, 생물작용제, 전략물자통제병원체
- 특　　성 : Togaviridae과, 단일가닥, (+)RNA바이러스, 피막 있음

병원성 및 감염증상

- 잠복기 : 2~6일, 24시간 안에 발병하기도 함
- 베네수엘라말뇌염을 유발함
- 감염 시 보통 가벼운 질병을 유발하고 심할 경우 감기와 같은 심각한 증상을 유발함
- 감염 초기증상은 감기와 비슷한 증상으로 심한 두통, 발열, 근육통 등을 보이며, 경우에 따라 매스꺼움, 구토, 설사 증상을 보이기도 함
- 심할 경우 발열과 중추신경계의 손상, 방향감각 상실을 동반하는 뇌염, 경련, 마비 등을 일으키며 사망할 수 있음
- 감염자의 4~14%가 신경학적 질환이 나타나며, 치사율은 1%임

치료 및 백신

- 치 료 : 특별한 치료제나 치료방법이 없으므로 증상을 완화시키는 지지요법으로 치료
- 백 신 : 시험용 사균백신 TC-83이 있으며, 고위험군 종사자에게 사용함

실험실 생물안전정보

- 감염위해요소
  - **감염경로**
    - 일반 감염경로 : 감염된 모기에 물림, 에어로졸을 통하여 감염됨
    - 실험자 감염경로 : 오염된 실험실 및 배양액 등 감염성 물질에 직접적 또는 간접적으로 피부 및 점막에 접촉, 오염된 날카로운 물질에 찔림, 에어로졸 흡입
  - **감염량** : 피하 감염의 경우 1 viral unit
  - **숙주** : 보통 사람과 말이며, 고양이, 개, 염소, 돼지, 설치류, 새 등의 포유동물도 감수성 있음
  - **실험실 획득감염** :
    - 2006년까지 186건이 보고되었으며 이 중 2명이 사망함. 대부분의 실험실 획득감염은 감염된 동물 취급, egg culture 과정 중 감염이 되었고, 감염성 에어로졸에 노출로 인해 발생(Material Safety Data Sheets, CANADA, 2011-2-18)
    - 1956년 실험조교가 부주의로 감염된 쥐의 lyophilized brain suspension 앰플 몇 개를 계단에 떨어뜨렸고, 오염구역 제독하던 5명 및 그 구역을 지나다닌 17명이 감염됨 (Human laboratory acquired Arbo-, Arena-, and Hantavirus infection, Journal of the American Biological Association 2000, 5(11)pp 5-11)
- 생물안전밀폐등급
  - **BL3 권장** : 임상검체 취급, 바이러스 배양 등 병원체를 직접 취급하는 실험
  - **ABL3 권장** : 동물 감염실험 및 감염동물 해부 등
- 개인보호장비 : 평상복을 다 덮는 실험복과 장갑, 호흡보호구 착용. 감염성 물질이 튈 우려가 있을 경우에는 안면보호장비 착용. 감염성 물질 취급 실험은 모두 생물안전작업대 내에서 실험 수행. 주사바늘 및 뾰족한 실험도구 사용 자제
- 소독 및 불활성화 : 1% sodium hypochlorite, 70% ethanol, 2% glutaraldehyde, 10% formaldehyde, 3~6% hydrogen peroxide를 이용하여 10~30분 동안 처리, 65℃에서 15분 이상 가열, 121℃에서 15분 이상 고압증기멸균
  - **숙주 외 환경저항성** : 열이나 일반적인 소독제에 쉽게 사멸되나, 에어로졸, 혈액이나 상처부의 분비물에서 매우 안정적으로 생존 가능
  - **폐기물 처리** : 감염성 물질을 취급한 모든 폐기물은 고압증기멸균 등의 처리 후 의료폐기물로 처리

www.biosafety.cdc.go.kr

제3위험군

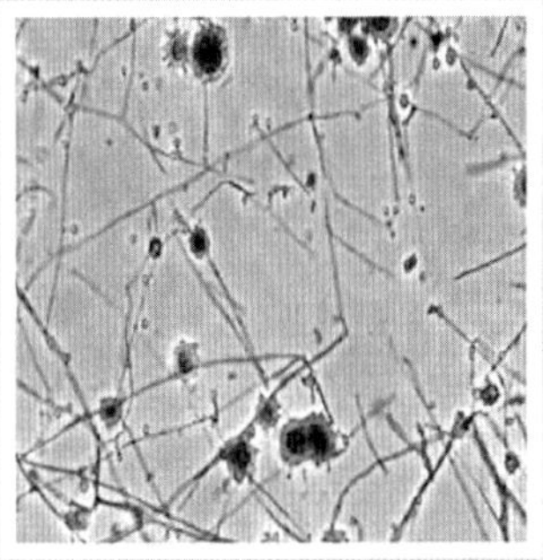

[진 균]

질병관리본부
KOREA CENTERS FOR DISEASE CONTROL & PREVENTION

1 *Blastomyces dermatitidis*

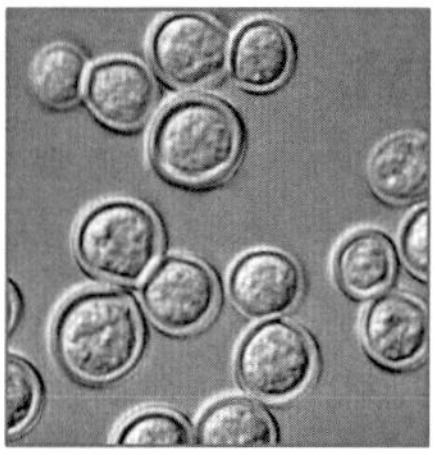

- 위 험 군 : 제 3위험군
- 국내범주 : –
- 특　　성 : *Ajellomycetaceae* 과, 조직 및 37℃ 배양에서는 큰 효모형, 25℃에서는 사상균 형태로 배모양의 작은 분생자(conidia) 생산

병원성 및 감염증상

- 잠복기 : 30~45일
- 전신성 진균증을 유발함
- 대부분 무증상이며, 일부에서 폐렴이 발생하거나 자연 치유됨
- 육아종성 폐질환에서 시작되어 피부와 뼈 등 다른 인체부위로 파종되기도 함. 파종성 진균증의 가장 흔한 형태는 피부 농성 병변임

치료 및 백신

- 치 료 : Amphotericin B가 전신질환, 중증 폐질환 환자, 면역저하 환자에 대한 치료제로 이용됨. 합병증이 없는 폐질환은 itraconazole, fluconazole에 반응하기도 함
- 백 신 : –

실험실 생물안전정보

- 감염위해요소
  - 감염경로
    - 일반 감염경로 : 에어로졸화된 분생자의 폐흡입에 의하여 감염됨. 사람간 전파는 일어나지 않음
    - 실험자 감염경로 : 배양액 등 감염성 물질 취급 시 발생하는 에어로졸 흡입, 손상된 피부 및 점막에 노출, 오염된 날카로운 물질에 찔림사고에 의한 자상
  - **감염량** : –
  - **숙주** : 사람, 개, 말
  - **실험실 획득감염** : 11건 이상의 실험실감염사례가 보고되었으며, 2명 사망. 실험실 감염사례는 병리학자가 스스로 감염시킨 사례, 부검 중 손가락 찔림 사고, 효모형 균을 피부에 노출, 분생자를 흡입으로 인한 검사실 내 감염 보고되고 있음(Laboratory–Acquired North American Blastomycosis, JAMA. 1967 ; 199(12) : 935–936), (Pathogen Safety Data Sheet, Canada, 2011–8–19)
- 생물안전밀폐등급
  - **BL2 권장** : 임상검체 취급, 효모형 배양
  - **BL3 권장** : 포자를 형성하고 있는 사상균형 배양, 토양 등 환경시료 취급 실험
  - **ABL2 권장** : 동물 감염실험 및 감염동물 해부 등
- 개인보호장비: 평상복을 완전히 덮는 전신보호복과 덧신 착용 후 추가적인 보호복 또는 필요시 앞치마 착용. 감염성 물질 취급시 반드시 눈보호장비 및 호흡보호장비 착용. 에어로졸이 발생하는 조작이나 고농도, 혹은 대용량 배양액 조작은 생물안전작업대 내에서 작업할 것을 권장, 주사바늘 및 뾰족한 실험도구 사용 자제
- 소독 및 불활성화: sodium hypochlorite, peracetic acid, phenolic compounds, quaternary ammonium compounds, hydrogen peroxide vapor, formaldehyde, formalin, 121℃에서 15분 이상 고압증기멸균, 160~170℃에서 1~2시간 건열멸균
  - **숙주 외 환경저항성** : 자연 서식지가 토양이므로 수분이 있고 산성토양에서 생존. 높은 온도와 비가 균을 자라게 함
  - **폐기물 처리** : 감염성 물질을 취급한 모든 폐기물은 고압증기멸균 등의 처리 후 의료폐기물로 처리

2 *Coccidioides immitis, C. posadassi*

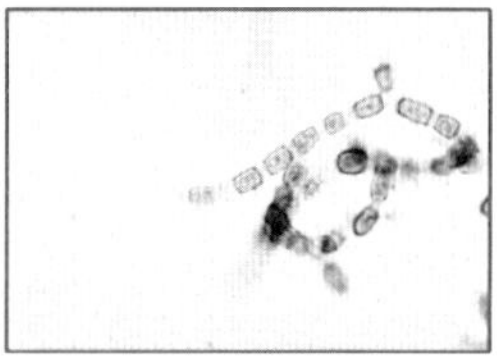

- 위 험 군 : 제 3위험군
- 국내범주 : 고위험병원체, 전략물자통제병원체
- 특 성 : *Onygenaleae*과, 자연환경에서 사상균형태이며 원통형의 분생포자 생산 조직에서 구상체 형태. 인체에 흡입되면 술통 모양의 관절분생자가 둥글어져 구상체로 변함

병원성 및 감염증상

- 잠복기 : 1~3주
- 콕시디오이데스진균증(coccidioidomycosis)을 유발함
- 감염된 사람의 60%는 무증상이고 40%는 감기와 같은 가벼운 증상을 보이는데 기침, 열, 관절통, 근육통, 피로 증상이 2~6주간 지속됨. 심한 경우 급성폐렴이 나타나며, 아주 드물게 급성폐렴이 만성진행성 폐렴, 폐 결절 형성으로 진행될 수 있음. 감염자의 5~25%는 만성 폐 감염으로 전환됨
- 감염된 사람의 30~50% 및 적절한 치료를 받지 못한 감염자는 콕시디오이데스 진균 중 가장 심한 합병증인 수막염이 나타나며, 정신상태에 영향을 미침

치료 및 백신

- 치 료 : 건강한 사람의 경우 감염자의 95%가 자연 치유됨. 만성 감염의 경우 amphotericin B, ketoconazole, itraconazole, 뇌막 감염의 경우 fluoconazole이 효과적임. ketoconazole 또는 itraconazole에 nikkomycin첨가가 치료 상승효과를 나타냄
- 백 신 : –

실험실 생물안전정보

- 감염위해요소
  - **감염경로**
    - 일반 감염경로 : 토양에 존재하는 분절포자를 호흡기로 흡입하는 경우 감염됨. 사람 간 전파는 비생체 접촉매개물 또는 장기이식으로 발생함
    - 실험자 감염경로 : 배양액 등 감염성 물질 취급 시 발생하는 에어로졸 흡입, 비경구적 접종, 손상된 피부 및 점막에 노출
  - **감염량** : 분절포자 1~10개로 추정됨. 동물실험(쥐, 원숭이, 기니피그) 결과 50개 이하의 분절포자가 만성적 감염을 일으킬 수 있고, 100~500개 이상이면 치명적인 감염 유발 가능
  - **숙주** : 사람, 거의 모든 종의 포유류, 일부 종의 파충류
  - **실험실 획득감염** : 실험실 획득감염 사례가 많이 발생하는 편임. 1978년 이전까지 2명 사망, 무증상 15명 포함하여 실험실 획득감염이 93건이 보고되었으며, 1979~2004년 사이에 1명 보고됨(Pathogen Safety Data Sheet, Canada, 2011-8-19)
- 생물안전밀폐등급
  - **BL2 권장** : 임상검체 취급, 병원체 분리 확인
  - **BL3 권장** : 포자 배양, 토양 등 환경샘플 취급 실험
  - **ABL3 권장** : 동물 감염실험 및 감염동물 해부 등
- 개인보호장비 : 앞트임 없는 실험복과 장갑, 호흡보호장비 착용(BL3에서 취급할 경우 N95 이상의 호흡보호장비 착용), 대량배양 및 감염성 물질이 튈 우려가 있는 경우에는 호흡보호장비가 장착된 안면보호장비착용. 에어로졸이 발생하는 조작이나 고농도, 혹은 대용량 배양액 조작은 생물안전작업대 내에서 작업할 것을 권장, 주사바늘 및 뾰족한 실험도구 사용 자제
- 소독 및 불활성화 : 1:10 비율로 희석한 표백제, 1% sodium hypochlorite, 1%≥6% hydrogen peroxide, 8% formaldehyde, 3% phenolic compounds으로 20분 이상 처리, 121℃에서 30분 이상 가열
  - **숙주 외 환경저항성** : 분절포자는 내성이 강하고 무생물 표면에서 오랜 기간 동안 생존이 가능하며, 토양, 먼지, 반 건조성 기후에서 수개월에서 수년까지 생존 가능
  - **폐기물 처리** : 감염성 물질을 취급한 모든 폐기물은 고압증기멸균 등의 처리 후 의료폐기물로 처리

3 *Histoplasma capsulatum*
(*H. capsulatum* var *capsulatum*, *H. capsulatum* var *duboisii*)

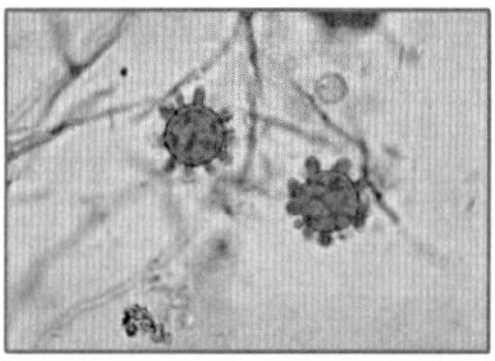

- 위 험 군 : 제 3위험군
- 국내범주 : 고위험병원체
- 특　　성 : *Onygenaceae*과, 조직 및 37℃에서 효모형, 실온 배양에서 사상균 형태이며, 크고 두꺼운 벽을 가진 대분생자와 작고 난원형의 소분생자 두 가지 형태의 분생자를 보임. 사상균 형태는 두 변종 간 구분이 어려움. 효모형에서는 *H. capsulatum* var *capsulatum*은 2~4㎛ 크기의 얇은 벽을 가지며, *H. capsulatum* var *duboisii*는 8~15㎛ 크기의 두꺼운 벽을 가짐

병원성 및 감염증상

- 잠복기 : 1~3주
- 인체감염은 *H. capsulatum* var *capsulatum*, *H. capsulatum* var *duboisii* 두 변종에 의해 히스토플라즈마증을 유발함
- 대부분 자연면역을 가지고 있어 소수에서만 증상이 나타나고 곧 회복됨
- *H. capsulatum* var *capsulatum*는 노출된 균의 양이나 면역상태에 따라 경미한 호흡기 질환부터 파종성 감염까지 다양하게 나타남. 경미하게 노출되었을 경우 약 90% 특이한 증상 없는 폐감염을 일으킴. 파종성 감염은 대개 소아나 면역약화 환자에서 나타나며, 중추신경계 등 다양한 조직이나 장기를 침범할 수 있음
- *H. capsulatum* var *duboisii*는 폐질환의 빈도는 낮고 피부와 뼈 침범의 빈도가 높음

치료 및 백신

- 치 료 : 중증 히스토플라즈마증은 Amphotericin B 사용. 후천면역결핍증후군 환자는 itraconazole 치료 필요
- 백 신 : –

실험실 생물안전정보

- 감염위해요소

• **감염경로**

– 일반 감염경로 : 폐를 통하여 인체에 흡입. 점막 및 피부상처를 통한 감염

– 실험자 감염경로 : 배양액 등 감염성 물질 취급 시 발생하는 에어로졸 흡입, 손상된 피부 및 점막에 노출

• **감염량** : 실험적 조건에서 효모형 5개 흡입 시 10%의 쥐가 증상을 발현하였으며, 10개 포자를 비강투여를 하였을 경우 9.2%의 쥐가 죽음

• **숙주** : 사람, 말, 소, 양, 개, 고양이, 닭, 쥐, 스컹크 등 동물

• **실험실 획득감염** :

– 1953년 *H. capsulatum* 취급 실험실 종사자 7명 감염된 사례 있음(Laboratory-acquired Histoplasmosis, N Engl J Med 1956 ; 254 : 210-214)

– 토양 샘플을 취급한 미생물학자는 균에 감염된 후 사망한 사례 있음(Pathogen Safety Data Sheet, Canada, 2011-2-18)

- 생물안전밀폐등급

• **BL2 권장** : 임상검체 시험 검사

• **BL3 권장** : 사상균형, 포자형성 배양, 토양 등 환경 샘플 취급 실험

• **ABL2 권장** : 동물 감염실험 및 감염동물 해부 등

- 개인보호장비: **평상복을 완전히 덮는 전신보호복과 덧신 착용 후 추가적인 보호복 또는 필요시 앞치마 착용. 감염성 물질 취급시 반드시 눈보호장비 및 호흡보호장비 착용. 에어로졸이 발생하는 조작이나 고농도, 혹은 대용량 배양액 조작은 생물안전작업대 내에서 작업할 것을 권장, 주사바늘 및 뾰족한 실험도구 사용 자제**

- 소독 및 불활성화 : 1% sodium hypochlorite, 2% phenol, 2% glutaraldehyde, isopropyl alcohol, formaldehyde, 효모형은 40℃ 이상의 온도에서 불활성화, 포자는 건조한 환경에서 불활성화 가능

• **숙주 외 환경저항성** : 주로 pH 5~10의 영양이 풍부한 토양에서 생존, 18~37℃의 습한 토양에서 생장. 토양에서 10년 이상 생존가능

• **폐기물 처리** : 감염성 물질을 취급한 모든 폐기물은 열처리 등의 처리 후 의료폐기물로 처리

Reference

- 「감염병의 예방 및 관리에 관한 법률」 (시행 2014.9.19)(법률 제12444호)
- 「대외무역법」 (시행 2014.7.22)(법률 제12285호)
- 「화학무기 · 생물무기의 금지와 특정화학물질 · 생물작용제 등의 제조 · 수출입 규제 등에 관한 법률」 (시행 2014.1.21.)(법률 제12317호)
- 법정감염병 진단 · 신고 기준, 2014, 질병관리본부
- 의학미생물학 5판, 2007, 대한미생물학회
- Biosafety in Microbiological and Biomedical Laboratories 5th Edition, 2009, CDC, USA
- Canadian Biosafety Standards and Guidelines First edition, 2013, Public Health Agency of Canada
- NIH guideline for research involving recombinant or synthetic nucleic acid molecules, 2013, NIH, USA
- Canada Pathgen Safety Data Sheets and Risk Assessment (http://phac-aspc.gc.ca/msds-ftss)
- Centers for Disease Control and Prevention(www.cdc.gov)
- World Health Organization(www.who.int)
- World Organisation for animal health(www.oie.int)

감사의 글

「병원체 생물안전정보집(제 3, 4위험군)」 발간을 위하여 병원체 별 특성, 진단 및 예방 치료 정보, 생물안전정보에 대한 상세한 검토 및 조언을 주신 국립보건연구원 인플루엔자바이러스과, 호흡기바이러스과, 약제내성과, 병원체방어연구과, 결핵·호흡기세균과, 백신연구과, 에이즈 · 종양바이러스과, 인수공통감염과, 신경계바이러스과에 감사드립니다.